中医思想文化丛书

本书得到国家中医药管理局"中医文化学"
重点学科、北京市中医药文化研究基地资助

中医象数思维

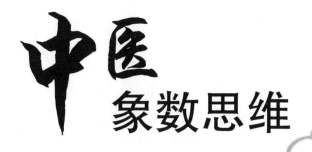

张其成　著

中国中医药出版社
·北　京·

图书在版编目（CIP）数据

中医象数思维/张其成著.—北京：中国中医药出版社，2016.9（2022.11重印）
（中医思想文化丛书）
ISBN 978 - 7 - 5132 - 3557 - 0

Ⅰ.①中…　Ⅱ.①张…　Ⅲ.①中医学－象数之学－文集　Ⅳ.①R2－05

中国版本图书馆 CIP 数据核字（2016）第 189176 号

中 国 中 医 药 出 版 社 出 版

北京经济技术开发区科创十三街31号院2区8号楼

邮政编码　100176

传真　010-64405721

山东润声印务有限公司印刷

各地新华书店经销

*

开本 710×1000　1/16　印张 14　字数 182 千字

2016 年 9 月第 1 版　2022 年 11 月第 5 次印刷

书　号　ISBN 978 - 7 - 5132 - 3557 - 0

*

定价　49.00 元

网址　www.cptcm.com

如有印装质量问题请与本社出版部调换（010-64405510）

服务热线　010-64405510

购书热线　010-89535836

微信服务号　zgzyycbs

微商城网址　https://kdt.im/LIdUGr

官方微博　http：//e. weibo. com/cptcm

天猫旗舰店网址　https://zgzyycbs.tmall.com

丛书前言

天佑中华，赐我中医。三皇肇始，五帝开基。千年传承，护佑苍生；世代坚守，保民健康。大医国风，乾坤浩荡！医魂仁心，山高水长！

中医药学是打开中华文明宝库的钥匙，也是中华文化伟大复兴的先行者！

当今时代，中医遇到了天时、地利、人和的最好时机，也遇到了前所未有的挑战与生死存亡的危机。如果我们还不能把握机遇，还不能赢得挑战、战胜危机，那么中医很可能将不复存在！我们这一代人将愧对历史、愧对未来！

如何继承好、发展好、利用好中医药？如何发掘中医药宝库中的精华，发挥中医药的独特优势，推进中医药现代化，推动中医药走向世界？如何在建设健康中国、实现中国梦的伟大征程中谱写新的篇章？这是历史赋予我们的使命，也是未来对我们的期盼。需要中医药行业内以及行业外各界人士一起努力、联合攻关、协同创新。

当然，首先要解决的是中医药学思想文化基础问题，要理清本源，搞清楚中医的世界观、生命观、价值观，搞清楚中医的思维方式，搞清楚中医和中国传统文化（包括人文与科技）的关系。因为就中医的命运而言，从根本上说中医的兴衰是中华传统文化兴衰的缩影，中医的危机是中国传统文化危机的缩影，是否废止中医是"中西文化之争"社会思潮的重要环节……如何发展中医已经不仅仅是中医界本身的事，而是整个思想界、文化界的事，是炎黄子孙及有识之士的使命和担当。

本丛书是我近三十年有关中医思想文化研究的汇总。有的是发表论文的分类汇编，有的是国家级、省部级科研项目的结题成果，有的是研究生论文、医与古代科技、中医医事文化等相关问题进行深入研究，有的是历时二十余年的论文汇编，有的是国家级、省部级科研项目的结题成果，希望能为厘清中医思想文化源流、揭开中医文化神秘面纱、展现中医文化神奇魅力贡献一份力量！

张其成

2016 年 7 月

编写说明

本书主要由本人的学术论文汇编而成，这些学术论文原载于不同时期的学术期刊、报纸、教材中，时间跨度近三十年。集中体现了笔者对中医原创思维——象数思维的研究成果。

本书主要从以下三个方面对"中医象数思维"进行论述：

一是易学与中医象数思维。指出易经是中医思维的源头，中医理论体系是在以《周易》为代表的中华文化独特思维方式指导下，以象数为模型构筑起来的。《黄帝内经》以阴阳五行类分人体脏腑，直接受到《周易》象数思维的影响。《内经》十二经络的定型和三阴三阳的命名同样是在易学象数模式的深层次作用下确立的。中医诊断辨证学说同样受到《周易》思维模式的影响。

二是象数思维方法。指出象数思维方式是中华传统思维方式的元点和代表，具有重整体和合、轻个体分析的整体性特征，重功能关系、轻形体结构的功能性特征，重感性形象、轻抽象实体的形象性特征，重循环变易、轻创新求异的变易性特征。正是这种思维方式决定了中华传统文化的面貌、特性和走向，决定了中华民族特有的价值观念、行为方式、审美意识及风俗习惯。

三是象数模型的构建。本部分集中论述了中医理论模型的特征、意义与不足。中医采用"思维模型"方法建构生命形态和运动规律，而西医采用"物质模型"的方法，这是中西医认知生命的本质差异。中医"思维模型"就是以阴阳五行为代表的"二体三用"模型。藏象、经络实质上是一种"二体三用"模型，因而不能用实验、实证的方法来衡量、验证；同时又因为生命现象的极端复杂性，所以"二体三用"模型需要不断修正和完善。中西医的本质区别是思维方式的区别，具体表现为中医采用"模型"的思维方式，西医采用"原型"的思维方式。就象数模型的具体建构过程而言，五行与五脏的配属经过了一个从哲学到医学的转变过程。就哲学而言，又经过了从古文经学到今文经学的演变；就医学而言，又经过了《内经》前医学到《内经》医学的演变，中医五脏模型是中国古典哲学象数思维的产物。

在本书的汇编过程中，王者凌博士、钱光胜博士对论文进行分类、遴选、整理，做了大量的工作，付出了艰辛的汗水。在此表示诚挚的感谢！对熊益亮、刘珊、王洪弘、唐禄俊、赵希睿、张徽、程小亚、丁立维等博士研究生、硕士研究生在文字转换、校对中付出的劳动一并表示感谢！

张其成

2016 年 7 月

目 录

易学与中医象数思维

《周易》思维方式及其偏向发展①

《周易》是中国最早最重要的典籍之一，在中国文化史上占有极其重要的地位。它的精髓表现在其独特的思维方式上。《周易》思维方式对中华文化有着重大的、多层面的影响。要恢复中华文明、振兴中华文化，唯有在完成以《周易》思维模式为代表的中华传统思维模式的转型与升华的前提下，才能得以实现。

一、《周易》思维方式的特征、作用

所谓思维方式，是指在民族的文化行为中，普遍地、长久地起作用的思维方法和思维习惯，是一定的社会人群在接收、反映、加工外界信息过程中所形成的思维定势。每个民族都有自己整体的思维偏向，从而形成该民族特有的思维类型。思维方式的不同可用以说明民族文化的区别及民族社会的差异。思维方式决定民族文化传统的走向，是人类文化现象的深层本质，对人类文化行为起着支配作用。思维方式代表一个民族的文化心理素质的特征。

《周易》思维方式是中华民族思维方式的元点，代表了中华文化的本质、内核。

（一）整体—对待思维方式

《周易》思维方式的最大特征是整体—对待思维。

《周易》整体思维从自然与人的总体上、从运动变化的过程中把握指谓

---

① 原载于《周易研究》1994 年第 1 期。

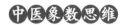

对象的特质、界定指谓对象的范畴。认为天地人、宇宙万事万物是个整体，整体包含部分，部分之间有密切联系。自然界是一个自组织的有机系统。《周易》对待思维从正、反两方面去把握指谓对象的特质。认为任何事物都包含相互对立的两方面；研究问题要从正反两方面入手。同时认为相互对立的两方面是相互依存、相互转化、相互包容的。

整体思维和对待思维有机地体现在《周易》思维方式中。然而一些学者往往将两者割裂开来，以其中的某一特征来说明《周易》思维方式，这些都是不符合《周易》思维本质的。

《周易》思维的基本构成要素是卦爻和经传文。阴爻阳爻、八卦、六十四卦的符号系统和卦爻辞、十翼的文字系统紧密而有机地结合在一起。两者都是思维借助于人创设的符号而外化于物质载体上的表现，是两种不同层次的信息形式，在思维结构中有不同的功能侧重，并存在一定的对应、互换关系。构建起以象数符号为表现形式、以阴阳哲学为基本内容的《周易》思维模式。

《周易》卦爻、筮法符号系统由卦画和大衍数字构造起来，是事数呈现运动和潜在运动模式，模拟天地的推演、时间的发展、宇宙阴阳规律的变化，反映了万事万物的生成、分类、变化、运动。六十四卦模式以"六爻"与"六位"关系为基础，以时、位、中、比、应、乘等为原则和标准，给人们提供了一个从时间、空间、条件、关系全方位分析问题、认识事物的思维方法。

《周易》文字系统尤其是《易传》则大大提高了思维的层次和深度。《易传》将卦爻筮法符号系统由神学启示录变为客观世界理论图式。《易传》的辩证自觉性使卦爻符号变成了对自然万物的整合归纳和具体分析。其"一阴一阳之谓道""易有太极，是生两仪，两仪生四象，四象生八卦，八卦定吉凶，吉凶生大业"的命题，更是最高层次的抽象概括。《易传》认为易卦六爻蕴含天地人三才之道，把宇宙万物看成一个统一的整体，探索天与人、主与客、自然与社会之间的关系，是一种从整体把握规律、通贯天地人的整体思维。

这种整体思维又是一种有机的、动态思维。它认为人和自然具有内在的联系，这种联系不是机械论的因果联系，而是一种生成论的有机联系，并具有某种非神学的目的性。《易传》"天地之大德曰生""生生之谓易"，说明《周易》整体观是与事物的运动、变化息息相关的。自然和人是一个双向交流的有机整体，处在相互感应、相互作用的运动过程之中。《周易》非常关心自然与人的生命意义。六十四卦每一卦都与自然、人类的生命现象有关，卦爻辞把生命的发生、发展、结果看成是其最根本的问题。

"一阴一阳之谓道"既说明自然与人具有统一性，也说明其具有对立性。"刚柔相推而生变化"表示对立面的相互推移、相互依存、相互转化。阴阳、刚柔既有相斥的一面，又有相吸的一面。阴阳的对立统一规律构成"易道"。

人与自然、主体与客体的相互对立、感应和交流被《周易》和谐地统一起来。对立的和谐是《易》的重要原则，是《易》思维方式的基本特征。虽然儒、道两家都强调和谐，儒家大一统思想，道家"混沌""朴"思想，都体现"天人合一"的整体思维特征，但儒家偏向于将自然人化，道家偏向于将人自然化。而《易》却强调两者的相互感应和交流，又不抹杀各自对立和独立的特性。这种思维模式融合儒道而高于儒道。

在这种思维方式作用下，《周易》形成了对政治、伦理诸问题的独特看法。《易传》政治思想不同于法家，在君臣、君民关系上，不是立足于冲突，而是立足于和谐。把两者看成是阴阳相配、刚柔相济的统一体，两者既相互对立，又相互统一，表现了尊重君民独立地位、追求社会整体和谐的政治思想。认为君主必须"吉凶与民同患"（《系辞上》）、"君子以同而异"（《象》），不能无视民众的吉凶、向背，不能将对立绝对化，要委贤任能，尊

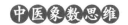

重民众意愿，从对立走向和谐。《易传》表现出明显的忧患意识，反映了对专制、暴政的愤懑及对和谐、有序的向往。力求拨乱反正，化冲突为和谐。这种承认君臣、君民各自独立性，承认他们之间的相互约束、对抗因素的思想，否定了君权的绝对性，强调了君权的相对性，与专制思想相抗衡，闪耀着民本主义光彩。在此前提下，追求统一、和谐，希望君主从对立中看到统一，从对抗中看到"太和"。"保合太和"（《乾文言》）是《易》的最高理想境界。

整体—对待思维方式用以解释伦理道德问题，形成了《周易》伦理思想。《说卦》说："昔者圣人之作《易》也，将以顺性命之理，是以立天之道曰阴与阳，立地之道曰柔与刚，立人之道曰仁与义。"仁义这对伦理范畴被首次用阴阳哲学来论证，被首次纳入"性命之理"范畴。"性命之理"是《易传》综合儒道两家成果提出的、具有宇宙论意义的范畴，是《易》伦理思想的理论基础。人道仁义即天道阴阳，唯有使仁义达到阴阳和顺的境界，才称之为"善"。这就比《孟子》《中庸》仅以经验事实为依据论述仁义的和顺要高出一筹。

《周易》还围绕"礼"的范畴展开了其伦理思想。《序卦》从天地万物生成、人伦关系的发展论证了"礼"的起源和存在基础天地为万物之本，夫妇为人伦之始。有了天地、夫妇、父子、君臣等各种人际关系，于是设置了伦理规范，于是有了"礼"。《易传》从阴阳分合两方面论述了"礼"。说明宇宙秩序是由两个不同方面相结合共同构成的。人类秩序"礼"要效法天地自然秩序"道"。家庭伦理、社会伦理、政治伦理虽然各自处理关系不同、具体行为规范有异，但都必须遵循阴阳对立统一（分与合）的"中正"之道，以达到全社会的整体和谐。

在道德修养上，《易传》提出"穷理尽性以至于命"，要求"穷理"与"尽性"、外求与内求、他律与自律相结合，唯有如此才能回归于天地人共有

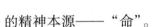

的精神本源——"命"。

《周易》思维方式不仅决定了《易》的政治、伦理思想，而且影响了整个中国封建社会的政治、伦理文化。

（二）取象运数思维方式

《周易》取象思维，是指在思维过程中以"象"为工具，以认识、领悟、模拟客体为目的的思维形式，又称唯象思维、意象思维。取象思维不同于形象思维，也不同于抽象思维。形象思维的"象"有强烈的情感因素，是直接表现形态、动作的活生生的艺术形象，而卦象之取象思维却以客观、冷静、系统反映对象为特色，表现事物运动的轨迹和内在联系。抽象思维之"象"是抽去了一切具体形象的抽象概念，取象思维之"象"是经过整饬过的物象、事象。

《周易》运数思维以"数"为思维工具来把握客观世界。值得一提的是，《周易》运数之"数"实质就是"象"，它并不偏向于定量，而是与"象"一样偏向于定性。

《周易》取象运数思维方式（即象数思维方式）与整体—对待思维方式是密切相关的。两者互为依存，互相促发。取象运数思维偏向于外在形式，整体—对待思维偏向于内在义理。或者说，取象运数思维是整体—对待思维的表现方法，整体—对待思维是取象运数思维的本质内涵。

"象"是客观事物的形象、表象，也是《周易》卦象的来源与基础。卦象源于物象，是"仰观俯察"的结果。原始时代，人们在认识事物过程中，首先获得事物的表象，由于不能正确地认识事物之间的意象联系，加上处于万物有灵的神秘氛围中，只能以象为工具，观察象与象之间的直接关系，因而走上一条唯象思维与神秘思维相混杂的道路。虽然《周易》的唯象思维与占问吉凶联系在一起，还包含有神秘主义思维因素，但它的唯象思维已经规范化、成熟化，标志唯象思维的真正开端与奠基。

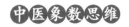

《周易》由象而生卦，筮数以定象，系辞以释象，据象以定占，保存明显的具象性。"是故易者，象也；象也者，像也。"（《系辞下》）从某种意义上说，《周易》即是"象"，离开"象"无从言"易"。

"象"不仅是易卦的本源，而且是《周易》表达意义的工具和手段。从万事万物中归纳出来的卦象具有十分强大的象征、比附、类推能力。八卦的基本物象为：天、地、风、雷、水、火、泽、山。实际上远远不止这些。据《说卦》记载，乾卦为天、健、马、首、父、君、环、玉、金、寒、冰、大赤、良马、老马、瘠马、驳马、木果……六十四卦作为八卦的组合，其象征意义更为广泛。《系辞上》说："见乃谓之象""圣人有以见天下之赜，而拟诸其形容，象其物宜，是故谓之象。"《周易》之"象"是一种类象，具有经验具体之"象"与普遍象征之"类"的双重特征。"象"经过归纳、概括、整理以后，它包含的物象已不仅仅局限于个别的物象。它既包含实际存在的物象，也包含可能存在、甚至不可能存在但却可以据理推想出来的物象，也就是说它表达了一切可以感知、可以预测的征象。

这种观象取类或言取象比类的思维方式，通过"象"反映事物与事物之间的联系及事物发展规律：将各物象的偶然性因素大大削减，使物象整齐、划一，大大增强了逻辑范畴的统摄能力。

具体地说，这种功能是由卦象完成的。《易纬》说："卦者，挂也，言悬挂物象以示于人。"《周易》卦象是一个庞大而严密的体系。其最基本符号是阳爻与阴爻，阴阳爻经三次排列组合成为八卦（$2^3 = 8$），经六次排列组合成为六十四卦（$2^6 = 64$）。八卦、六十四卦是《周易》唯象思维的基本模型。

这种代码化、符号化的思维模式，在后世发展中进一步程式化。汉以后易学家遵循一定程式对卦象模型进行解释和推衍。出现了卦位、爻位程式、变卦程式、卦气程式、爻辰程式、纳甲程式、互体程式等。将五行、干支纳入卦象系统。这些程式原本是用以预测未来、趋利避害，用以贯通、诠释

《周易》卦象、卦爻辞的内在联系的，但因其舍本逐末，过于烦琐化、经学化，而遭失败。程式化结果一方面扩大了观象比类的功能，提供了探究事物内部和外部关联的更细致的工具，一方面又限定了唯象思维，使它朝着与抽象思维、形象思维不同的方向发展。不过这种以卦象、图式为工具将宇宙自然运行、结构、灾异融为一体并进一步探求事物相似规律的企图和尝试，并不是一无是处的。这种被黑格尔称作"逻辑"、被杜林称作"世界模式图"的思维方法，《周易》可谓开中外哲学史之先河，它对于整体认识世界、锻炼人的思维能力是有一定意义的。

再看《周易》的运数思维。运数同取象一样可以比类客观万物。《说卦传》说："参天两地而倚数，观变于阴阳而立卦，发挥于刚柔而生爻。"《系辞上》说："参伍以变，错综其数。通其变，遂成天地之文。极其数，遂定天下之象。"说明卦象的建立是依赖数的。《系辞》还具体提出"大衍之数揲蓍法"的以数定卦的步骤。其实据数定卦与据象定卦并不矛盾，数与象是不可分离的，数可看成一种特定的象。《周易》数学不是数理化，而是数理哲学。"极数知来"，运数可以类推、预测客观世界万事万物的发展规律。

取象运数思维据象数划分世界、归类万物，体现了整体观内涵。具有动态性、功能性。具体表现为：功能相同的事物归为同类，如天、君、父、首……为同类；动态属性相同的事物为同类，如天、刚、健、马……为同类；相互感应的事物为同类，如春天、震雷、东风、植物生长、动物苏醒、鸟鸣、耕耘……为同类。由此可以看出，"象数"是一种动能模型，是"宇宙代数学"。

易卦之"象"向外发散可类推万事万物，向内收缩则归结为"乾""坤"二元。在八卦、六十四卦中，不同"象数"有不同意义、不同时位，它们是有区别的，这种区别归根到底表现为阴阳（乾坤）二元的对立、对照。一切事物都可区分为阴阳二元结构。这种结构与几乎同时出现的五行结构所构成

的功能动态模型，对中国文化尤其是科学技术影响十分深远。

取象运数思维方式启迪人们要用联系的、辩证的眼光多角度、多方位去观察事物、认识世界。它促进了中国人意会、体悟能力的发展，引导人们凭借经验领悟自然界、社会、人生现象中某些不可言喻的意境。

《周易》政治伦理思想亦是遵循取象运数思维方式形成的，它将夫妇、父子、君臣、君民关系通过取象比类纳入二元对立统一结构系统中，并由自然之"象"感悟出家庭、社会、政治的种种联系。在自然之"象"系统中，天处在最高位，地处在最低位；在社会系统中，皇帝处在最高位，民众处在最低位；在家庭系统中，夫、父处在最高位，妻、子处在最低位。天、皇帝、夫、父功能相同，为一类；地、臣民、妻、子功能相同，为一类。在天和地的关系中，天统领地，地顺从天，以此类推，皇帝领导臣民，臣民遵从皇帝，夫、父主管妻、子，妻、子服从夫、父。这正是儒家的伦理纲常。

取象运数的思维方式影响了中国传统科技的走向。这一点在中医、丹术上表现的尤为突出。

中医理论的一个重要特点，就是充分运用唯象思维。阴阳五行模式是中医藏象、经络、病理、诊断、治疗的理论依据。中医以表示行为功能的动态形象为本位，以形体器官和物质构成为辅从，将人体生理、病理的一切"象"都归类为阴阳两大类。虽然中医没有按八卦之象将人体脏腑分为八大类，而主要采用五行模式，但实际上八卦是阴阳的扩展，阴阳与五行又是可以统一的，如《素问·六节藏象论》《灵枢·九针十二原》认为心属火，为阳中之太阳；肺属金，为阳中之少阴；肾属水，为阴中之太阴；肝属木，为阴中之少阳；脾属土，为至阴。五行原则与八卦整体划分世界的原则是一致的。另如定型于西汉的十二经络学说受易卦六爻模型的启发，气血循环理论受卦爻爻位升降的启发。

历代医家往往借用卦象来探讨人体病理、病机以及诊断、治疗。不少名医都提倡学习、领悟和运用《周易》的方法。孙思邈认为：不知《易》，不足以言太医。张介宾说："此岂非医易相通，理无二致，可以医而不知易乎？"中医读《易》，实质上就是领悟《易》的唯象思维方法。唯象思维决定了中医立足于功能整体、运用动态模型、重功能而轻实体的特征，这正是区别于西医之处。

古代气功术尤其是道教内外丹术，本质上也是运用唯象思维的。它将身体比拟为炉鼎之象，将"气"比拟为沿炉鼎轨道运行的具体物象。《周易参同契》以《周易》解释丹术，以《周易》的象数方法给炼丹过程构建一个具象的、直观的理论框架。乾、坤、坎、离四卦被用以标志日月往来、阴阳消息，成为丹道的理论基础和思维模式。彭晓说："《周易参同契》托《易》象而论之""以乾坤为鼎器，以坎离为匡廓，以水火为夫妻，以阴阳为龙虎，以五行为纬而含真精，以三才为经而聚纯粹。寒来暑往，运行于三百八十四爻，兔起乌沉，升降于三百八十四日。此皆始于乾坤二卦之体而成变化者也。"(《周易参同契分章通真义》)乾、坤为炼内丹者的身体或炼外丹的化学反应器，坎、离为内丹精气聚合或反应物合成的"药物"，其余六十卦则用以标志炼丹的进火、退符的"火候"。

内丹家通过模拟宏观天体运动的形象来直观体悟身体内精气运行的过程和本质，整个思维过程都借助于卦象——物象系统，唯象思维成了唯一适合丹道的思维形式。

此外中国古天文四象二十八宿的排列、星移斗转周期、古地理分野坐标系统、历法物候阴阳变化节律、古乐律律吕损益法则、古建筑整体对称和谐规则以及文学、艺术理论等，无不受象数思维方式的影响。

取象运数思维表现了古人对直观经验的重视，"象"成为人们捕捉思想意蕴的工具，取象可以超越经验而获得直觉体悟，可以启发人们触类旁通、举一反三。但其缺点是忽视事物的个别性、非本质性和偶然性，忽视对事物

本质的探索，阻碍实证科学、形式逻辑的发展。当然这些缺点并不是《周易》唯象思维直接造成的，只是经过后世的偏向发展，才逐渐显露出来的。

二、《周易》思维方式的偏向发展与整饬

《周易》整体—对待与取象运数的思维方式，在后世并没有得到全面的发展。以《周易》为元点的传统思维偏向一方面决定中国人创造一种有别于西方的、具有统一风格和内在有机联系的文化体系，一方面也造成了近代整个民族文化的衰退与落后。具体表现为：

1. 强调整体、和谐，忽视个体、分别　《周易》整体—对待思维，在后世发展中，其整体性一面被逐步强化，对待性一面被逐步削弱。从西汉董仲舒发挥"大一统"思想以后，经历代统治者大力宣传，大一统思维方式成了中华民族的精神主干。这种思维方式在调和矛盾、巩固民族团结、稳定国家政治、增强民族凝聚力、维护促进统一、防止结束分裂方面起到了积极作用。但同时也泯灭了个性，削弱了斗志，遏制了个人的主体意志，迎合或促成了封建专制。

整体、求同的思维偏向，使儒家思想成为至尊、至高的思想，一切统一于儒家。压制了其他思想学派的发展，阻碍了学术的繁荣。虽然抑制了宗教信仰，但加强了儒家信仰。在伦理道德方面，由仁义、仁礼的对立和谐发展为一切以封建宗法为伦理标准。汉代将这种标准归纳为"三纲五常"，魏晋南北朝又抽象为"忠、孝"。"三纲五常"和"忠、孝"成为一切思维的逻辑前提。只准信奉儒教纲常，给理性思维设置了种种禁区，剥夺了知识分子的独立人格。

2. 强调收敛、内向，忽视发散、开放　《周易》阴阳对立统一的思维方式，具有内向与外向、收敛与开放并重的倾向，但随着大一统思维方式的不断深化，前者被逐渐强化，后者被逐渐弱化。致使中国传统学说最终收敛为

一点，即维护君权。认为世界万物起源于"一"，全国定于一尊，就是皇帝。一切唯"上"是听。强调一元化政治结构，造成君权专制。

这种思维偏向重视主体作用，对问题的探讨往往从内因、主体出发，只求内部世界与外部世界的适应、协调，缺乏对外部世界的改造、发展。形成内向、忍让、依赖的民族性格，这种性格带来很大负面影响，如安分守己、逆来顺受、保守退让、模棱两可，缺乏独立、竞争、果断、直率。

3. 强调直觉、直观，忽视实证、实测　《周易》唯象思维具有直觉、直观性，道家、佛家以及新儒家都特别重视直觉。庄子提出"心斋""坐忘"，佛家主张"般若""悟性"，新儒家追求"尽性""体认"。直觉思维也成为传统思维偏向。由于过分强调直觉思维，只注重对整体的感觉，而不注重实证与分析。不是依靠概念、判断、推理，而是依靠直观和直觉，从总体上体认事物、认识事物不连贯部分，这种认识往往是模糊的、粗略的、笼统的。过分注重直觉思维往往排斥理性思维，这种偏向给中国科学带来不良影响，致使中国的实证科学、分析科学未能充分发展。同时还强化了民族性格中不重因果关系、不求甚解的负面特征，也从另一层面巩固和延缓了封建伦理和封建专制。

4. 强调循环变易，忽视创新发展　《周易》思维方式注重动态变易（易者，变也），并有循环倾向。道家讲"复归""反者，道之动"，儒家强调"道统"，遵循"六经"。孔子以尧、舜、禹、汤、文、武为道统，孟子以继承孔子为正统，后世韩愈以继承儒家道统自居，周程张朱以因袭孔孟道统自重，在道德行为、治国经世上视六经为权威、为指南。形成一种螺旋形曲线的思维方式。其正面影响是增强中国文化前后承接的亲和力和稳定性，其负面影响是致使中华民族沿袭因循、模仿、重复的习惯思路，缺乏创新精神，缺乏应有的活力，使社会发展缓慢，甚或倒退。

以上种种思维偏向，并不是《周易》思维方式所固有的（至少没有如此

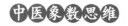

明显），然而以《周易》为元点的传统思维模式给中国文化造成的正面和负面影响都是巨大的。

　　我们现在面临的任务是充实、完善《周易》思维模式以纠正、改造传统思维偏差。思维方式是历史的产物，不可能一成不变，也不可能超越时代。整饬思维方式既要符合时代要求，又不可割断历史连续性。必须立足于《周易》思维模式的原有基础，发扬《周易》思维模式的优越性，充实、强化《周易》思维模式中被削弱的合理之处，弥补《周易》思维本身的缺陷。具体地说，就是继承整体性，强化对待性；继承求同性，强化求异性；继承内向性，强化外向性；继承循环性，强化创造性；继承直观性，强化逻辑性。形成一种既注重统一，又注重对立的辩证思维方式。当然如何使对立性、统一性达到一种最佳配置与调节，还是个有待长期探讨的课题。随着传统思维方式的转型、完善，中华文明将得以复兴，社会主义现代化将得以实现。

《易经》是中医思维的源头

儒家讲中庸，道家讲中道，佛家讲中观，医家讲中和。《易》为体，医为用。《易经》讲的是天地变化的大规律，而《内经》讲的是身心变化的大规律。医具《易》之理，《易》得医之用。所以学中医的人不懂《易》，很难成为一个大医。

中医哲学有两个关键问题。第一个问题是生命本体论，第二个问题是思维方式。生命观从本体来讲就是气一元论，也叫气本论。中医最重要的思维方式是象数思维方式。这个思维方式是说明气本论的，方法论和本体论是一体不二的。我把中医象数思维模型概括为"气－阴阳－五行模型"。

在近百年来的中医发展史中，中医的科学性问题一直是争论的焦点。只要学界仍然无法明确区分中医与西医所属的不同科学范式，中医的教学、科研、实践、管理就不可避免地继续朝着"中医现代科学化"或"中医西医化"方向发展。只有就两种科学的区分达成共识，中医才能一劳永逸地辩护学科范式的自主性与特殊性，才有可能在保持自身特色的同时按照学科发展的内在逻辑走向现代化。

一、国学归宗于《易经》

国学四部经史子集，核心是经，经当中最重要的是六经，而六经又归宗于大易——《易经》。这是当代圣人马一浮、熊十力说的，是他们用一辈子

① 原载于《中国中医药报》2013年6月17日第3版，该文根据作者在北京中医药大学岐黄讲坛的讲座整理。

的时间体悟出来的话。马一浮说："国学者，六艺之学也。"他说的六艺是大六艺，也就是六经。古文经学派将《易经》排在六经的第一位，这是按时间先后排序的。

《易经》这本书，是世界四大元典之一。世界上有四大元典，元者，首也。世界四大元典分别代表了四大文化：《圣经》是西方文化第一经典，《吠陀经》是印度文化第一经典，《古兰经》是阿拉伯文化的第一经典，而《易经》作为东方文化的第一经典，不仅仅是中华民族，同时也是日本、韩国等这些东方民族所尊崇的。韩国国旗就是太极八卦；日本民族叫大和民族，大和就是取自于《周易》"保和大和，乃利贞"，日本的国教叫神道教，取自于《周易》"神道设教"。所以如果将世界文化分为东西方文化的话，那么西方文化就是以《圣经》为代表，东方文化就是以《易经》为代表。

然而其他三部经典都分别成为亚伯拉罕诸教（包括基督新教、天主教、东正教、犹太教等）、印度教、伊斯兰教的最根本经典，成为各自民族的最基本信仰，而《易经》却被我们中国人当成是算命的书、当成批判和嘲讽的对象，悲夫！难怪近期有专家说我们中华民族是有崇拜无信仰，有敬畏无宗教。

二、中华文化一源三流

当代中国最大的危机是信仰的危机，信仰危机的最大表现是没有敬畏心。"我是流氓我怕谁"，这是最可怕的。我们中国人的信仰是什么？我们的民族之魂是什么？一个民族如果没有魂，是立不起来的。这个魂可以从我们传统文化的基本结构中去寻找。我们中华传统文化的基本结构就是一源三流。这和我们中华大地的地理结构是完全相同的。另外，我们人体的生命结构也是一源三流。中华大地的一源三流，源在青藏高原，具体说就是玉树；三流是黄河、长江、澜沧江，澜沧江流到东南亚就叫湄公河。那么我们中华文化的源头在哪里？按照马一浮的说法，"国学者，六艺（六经）之学也"。显然源在六经，这是最早的一批经典，比诸子百家要早。按照熊十力的说法这六经又归宗于《易经》，所以中华文化的源就是《易》。三个流是哪三个流？一个是儒家，一个是道家，还有一个就是中国化的佛家。西汉末年，也就是公元前后，从古印度传来了佛教，它是从三条道路传来的——南传、藏传、汉传。东汉之后，佛教就在中国生根、开花、结果。一开始佛教刚传入的时候，我们中国人是排斥的，当时有一个说法叫"老子化胡说"。是说老子过函谷关留下了《道德经》之后继续向西走，《史记》上记载"不知所终"，不知到哪里去了。过了几十年，后来一投胎变成释迦牟尼了。当然这种说法肯定是不对的，这种说法反映了当时中国人对佛教的排斥。为什么后来佛教在中国一下子普及开来？就是因为其与中国的本土文化相结合。《易经·坤卦·文言传》有这样两句话，叫"积善之家，必有余庆；积不善之家，必有余殃"。佛教的传教士看到这两句话，一下子就恍然大悟，马上就说我们佛教就是讲因果的，"善有善报，恶有恶报。不是不报，时候未到。时候一到，一切即报"。于是佛教就在中国大地迅速普及开来。到唐朝的时候，中国化的佛教就形成了八个宗派，其中最具有中国特色的就是禅宗。

所以，"一源三流"可分解为八个字：易为主干，三教互补。具体说就是"易贯儒道禅、道统天地人"。这个对子是我写的。其中"儒道禅"这个"道"是道家、道教；而"道统天地人"这个"道"是"易之道"。这个"易道"不仅深深影响了儒家、道家和中国化佛家，而且影响到了中医理论体系的形成。如果加上中医，这副对联就是"易贯儒道禅医，道统天地人心"。所以说，中华文化表面上分出这么多家，实际上是互补的。而中医就是当代中国唯一还活着的一种科技与人文相结合的文化形态。所以中医具有自然科学与人文科学双重属性，每一个中国人一辈子里总会用到它。

三、东方三圣出生于"轴心期"

德国哲学家卡尔·雅斯贝尔斯发现，在公元前 500 年左右，世界几乎各

民族的文化都形成了一个"轴心期"，后来的文化都没有偏离这个轴心，我把它叫作高峰期，也就是说世界的文化在公元前500年左右形成一个高峰，直到今天还没有形成第二个高峰。这里大家容易犯一个基本错误：认为文化总是越来越进步的。准确地说，科技文化、法制文化是越来越进步，但是宗教文化、哲学文化、伦理文化不是这样的。东方三圣——儒家、道家、佛家三位创始人孔子、老子、释迦牟尼就出生在这个高峰期。孔子生于公元前551年阳历9月28日，阴历八月二十七。老子生于公元前585年，阴历二月十五。释迦牟尼生于公元前565年的阴历四月初八。孔子活到73岁，释迦牟尼活到80岁，老子活到多少岁不知道。而公元前500年左右西方是古希腊时代。古希腊文明是西方文明的摇篮：古希腊时代出了古希腊神话，而西方的文化可以用两个神来代表，一个是太阳神阿波罗，一个是酒神狄俄尼索斯；古希腊有三大悲剧家：埃斯库罗斯、索福克勒斯、欧里皮德斯；还有古希腊《荷马史诗》；而最最重要的是古希腊的哲学，三代哲学家：苏格拉底、柏拉图、亚里士多德。而现在我们依然在用亚氏逻辑，这个我们没有超过，也不可能超过。那么为什么就在这个时期形成轴心期了呢？这个问题很值得思考。

四、《易》与儒、释、道

为什么《易》是中华文化的源头？因为历史上记载伏羲作八卦，司马迁在《太史公自序》中讲过："余闻之先人曰'伏羲至纯厚，作《易》八卦'。"但是他没有把它写到《史记》的130篇正文里去。后来第二部正史班固的《汉书·艺文志》记载《周易》经过了3个作者，用8个字来描述，即"人更三圣，世历三古"。《周易》的作者经过了3个圣人，时间经过了3个古代，也就是上古的伏羲氏，中古的周文王和下古的孔夫子。那么伏羲距今天有多少年呢？一般认为是七千年。中华文明五千年那是从黄帝算起，如果说中华文明的历史有七千年，那就是从伏羲算起。伏羲出生在现在的甘肃天水，后来甘肃天水出土了大地湾文化，大地湾文化刚好距今就是七千年左右。但遗憾的是到目前为止，出土文物上还没有发现七千年以前的八卦，目前最早的一个八卦是 2006 年 5 月在河南淮阳发现的，是离卦刻在一个黑陶纺轮上，距今四千五百年，连黄帝那个时代都没到。那么伏羲作八卦这件事究竟是有还是没有？不知道！但千万不要轻易否定，因为说不定哪一天在什么地方就挖出了七千年前的八卦。八卦是什么？八卦是中华文化的基因，是中华文化的源头。

《易经》的精髓可以用一张图来表示。这张图叫太极图，也叫阴阳图，还叫八卦图，或者阴阳鱼图。太极图是《易经》或者说中华文化的最完美、最典型、最形象的表达方式。不懂这张图，肯定不懂中国文化，不懂中国哲学。对于这张图我做了一个考证，写了一本书叫作《易图探秘》。我认为我这张图是唯一正确的太极图。因为最早的太极图就是对伏羲八卦次序图的形象描述，所以它是可以量化的，它的八条半径就是对应八个卦：乾一，兑二，离三，震四，巽五，坎六，艮七，坤八，两个鱼眼就是两个卦。

这张图讲的其实就是"易"的另外一种形象表达。"易"有两种写法，其中第一种写法像蜥蜴，表明"易"是讲变化的；第二种写法上面是日、下面是月，日是太阳，月是太阴。《周易》讲"一阴一阳之谓道"，讲的就是阴阳，就是变化。这张图的涵义我用三句话来概括：宇宙周期变化的大规律；人类知变应变的大法则；人生为人谋事的大智慧。这张图里有儒家有道家有佛家，儒家、道家、佛家都可以在这张图里找到各自的位置。

儒家在哪里？白的。道家呢？黑的。因为儒家崇尚阳，道家崇尚阴，但是这两家中间不是截然分开、绝对对立的，他们是互相包容的。佛家就是在外围的那个圈。因为佛家用一个字来概括就是"空"。刚才有同学看出儒、释、道三家都在两只眼睛或者 S 曲线。也对！两只眼睛和 S 曲线代表什么？一个字"中"。黑眼睛是阳中含阴，白眼睛是阴中含阳，S 曲线处在中间。三

家都讲"中"。儒家是站在阳刚的立场上讲中，叫中庸；道家是站在阴柔的立场上讲中，叫中道。佛家呢，是站在空性的立场上来讲中，叫中观。

简单总结一下，儒家讲中庸，道家讲中道，佛家讲中观，医家讲中和，所以我们叫中国。习近平总书记在今年的 3 月 17 日全国人民代表大会闭幕会上系统阐释要实现中华民族伟大复兴的中国梦，第一要走中国道路，第二要弘扬中国精神，第三是要凝聚中国力量。其中我认为最重要的就是中国精神，中国精神由两部分构成，一是爱国主义为核心的民族精神，一是改革创新为核心的时代精神。爱国，不仅爱我们的国土，更重要的是爱我们优秀的文化。一个民族的复兴最终肯定是文化的复兴。21 世纪世界的文化一定是要以中华文化为主导，因为我们的文化是阴阳中和的文化，只有这样才能带来世界的和平与发展。如果世界文化继续以西方二元对立的文化为主导，那么只能带来世界的战争与毁灭。马一浮说："世界未来一切文化最后之归宿，必归于六艺。"我将它延伸一下，必归于中国传统文化。

五、《易》与中医

从太极图上看，我们中医在哪里呢？在中间的 S 曲线。有人攻击我们中医太简单了：一个人生病了，就是阴阳失调。怎么治病？调和阴阳。那病治好了呢？阴阳调和了。他们说这也太简单了，我说这就对了，因为越简单的东西越接近事物的本质，越复杂的东西越是偏离了事物的本质。我有一个命题，把复杂的问题简单化，这叫智慧。而反过来把简单的问题复杂化，那叫知识。学国学、学中医不是学知识，是开智慧。

明代张介宾引用孙思邈的话说："不知《易》，不足以言太医。"大医是我们做医生的最高境界和最终追求。虽然从现存孙思邈文献中并没有找到这一句原话，但他在《大医习业》中表达了这样的想法。他提出学医者必须要学习两类知识体系，一类是以医学为本体的知识，另外一类就是以《易》为代表的象数之学。张介宾说："天地之道，以阴阳二气而造化万物；人生之理，以阴阳二气而长养百骸……虽阴阳已备于《内经》，而变化莫大乎《周易》。故曰：天人一理者，一此阴阳也；医易同源者，同此变化也。岂非医易相同，理无二致？可以医不知《易》乎？"我将它概括为《易》为体，医为用。在张介宾看来，《易经》讲的是天地之理，中医讲的是身心之理；《易经》讲的是天地变化的大规律，而《内经》讲的是身心变化的大规律。《易经》和中医是内外关系。医具《易》之理，《易》得医之用。所以学中医的人不懂易，很难成为一个大医。

中医哲学有两个关键问题。第一个问题是生命本体论，第二个问题是思维方式。生命观可以说很多，但从本体来讲就是气一元论，也叫气本论。中医最重要的思维方式是象数思维方式。这个思维方式是说明气本论的，方法论和本体论是一体不二的。中医当中最重要的"象"就是气。气虽看不见，但真实存在。我把中医象数思维模型概括为"气－阴阳－五行模型"。不仅仅是中医，中国古代的科技文化，包括天文、历法、方术都是一个象数模型，是按照这个象数模型建构起来的。阴阳就是二气，五行就是五种气，气是最大一个象。气是什么？有人说气是物质，有人说气是能量，有人说气是功能，有人说气是信息等。究竟气是什么呢？其实气叫什么不重要，重要的是你能不能在自己身体上体察到气、感觉到气。

现在很多人都把中医的原创思维叫象思维，我觉得更准确地说应该是象数思维。中医与西医从本体论上来说，我们讲元气，他们讲原子；从思维方式上来说，我们叫象思维，他们是形思维。象可以为两类，一种是有形的物象，一种是无形的意象。那么有形的可以是"象"，无形的也可以是"象"，请问什么不是"象"，这样说有什么意义呢？当一个事物它的外延无限大的时候，它的内涵就无限小。所以这个无形的"象"是要有一个限定的，不是所有无形的都是"象"。我们来思考一下，哪些无形的东西才是"象"？有形

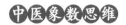

的"象"可以用现代的科学实验去实验、验证。但是那些无形的"象"怎么去实验，什么才是无形的象呢？举一个例子，说"《易经》是中华文化的第一经典"，这是无形的，但这不是"象"，是"理"。风是无形的，是不是"象"？是。因为它是可以感知的。

来看看中医的藏象、脉象、舌象、证象、药象、经络之象……这些当然都是"象"，而且是有形和无形相结合的"象"，这是中医的特点。这是第三种"象"。中医藏象肝、心、脾、肺、肾是有形和无形的结合，如果仅仅是有形的，那就是纯粹的解剖器官，而实际上中医五脏是五大功能系统，所以还有无形的功能。我认为五脏就是五种"气"的系统、"象"的系统。所以"象"必须和"数"连在一起才有意义，就是说"象"是可分的，也必须分开的。

中医讲五脏的结构是：左肝右肺，心上肾下，脾居中央。这显然不可能是解剖部位。而是象数结构模式，就是气的功能结构模型，这是做实验做不出来的，是按照后天八卦模型来的。后天八卦模型源于《周易·说卦传》，是上为离卦、为火，下为坎卦、为水，左为震卦、为木，右为兑卦、为金。是气的升降运动规律模型。左边是阳气上升到一半，右边是阴气下降到一半。《黄帝内经》没有受到先天八卦的影响，但是受到了后天八卦的影响。左肝右肺，是指肝气要上升，肺气要下降。而不是指肝在左边、肺在右边。

经络，当然也是"象"。经络是气的通道。经络是血管、是神经、是肌肉？如果是，那就是"形"。但也不能说经络和血管、神经、肌肉一点关系都没有。其实经络就是有形和无形结合的"象"。那么究竟怎么把握这个象呢？关键就是感知。对那些无形的、看不见的东西，如果可以感觉得到，那就是"象"。

李时珍早就说过，经络就是"内景隧道，唯反观者能照察之"。把握"象"的方法叫"止观"。儒、道、释三家都讲止，止就是艮卦，静止。儒家有"大学之道，在明明德，在亲民，在止于至善。知止而后有定，定而后能静，静而后能安，安而后能虑，虑而后能得"之说；道家讲"致虚极，守静笃"；佛家则讲"戒定慧"，定就是禅定。在静止之后内观、反观才能体察到经络。

气是中医最基本、最重要的一个"象"，这个"象"必须要细分，分出两个就是阴阳，分出五个就是五行，分出八个就是八卦，还可以继续分。二、五、八就是"数"。"象"如果没有"数"的规定性就没有应用价值了。现在有人说要废除五行，保留阴阳。我认为这是有问题的，因为五行就是阴阳，阴阳就是五行。阴阳是五行的整合，五行是阴阳的细分。废了五行也就是废了阴阳。

六、中医现代化悖论

最后我来讲一下"中医现代化悖论"，这个悖论我已经提了10多年了。这个悖论是：中医能实现不改变自己非现代科学特色的现代科学化么？中医现代化遇到一个绕不过去的难题：中医本身不是现代科学，却要现代科学化，那就得改变自己的特色；而要改变自己的特色，就不是中医了，又违背了中医现代化的初衷。这就陷入了一个"悖论"。当然我说的这种中医现代化不是说中医语言的现代翻译，或在临床上借用现代科学的仪器设备手段，而是指中医整个学科体系的现代科学化：即中医学科既要保留中医学科固有的特色，又要将它现代科学化。这能不能实现？

最近我看到一篇文章叫"对象科学与现象科学"，是北京大学哲学系一位博士写的。其中有一个章节，讲到中医现代化悖论与李约瑟难题。李约瑟难题是什么？就是中国古代科技世界领先，但为什么现代的科学没有产生在中国，而是产生在西方？这篇文章区分了两种不同科学范式：对象科学与现象科学，认为欧洲近代科学属于对象科学，它用"对象"模型来解释自然世

界，用奠基于对象存在论的客观概念与客观逻辑来表达事物的客观知识；中国古代科学包括中医学属于现象科学，它用"现象"模型来解释自然世界，用奠基于现象存在论的现象概念与现象逻辑来表达事物的现象知识。中国古代科学是通过对元气论、天人合一观、阴阳学说、五行学说给出统一的科学阐释，是一种具有独特理论形态的现象科学。

文章认为李约瑟未能意识到，中国古代科学理论形态有着内在的必然关联，它们蕴涵着一种不同于欧洲近代科学的独特统一性。除"李约瑟难题"之外，"中医现代化悖论"也以极端的方式揭示了区分两种科学的必要性与紧迫性。在近百年来的中医发展史中，中医的科学性问题一直是争论的焦点。只要学界仍然无法明确区分中医与西医所属的不同科学范式，中医的教学、科研、实践、管理就不可避免地继续朝着"中医现代科学化"或"中医西医化"方向发展。只有就两种科学的区分达成共识，中医才能一劳永逸地辩护学科范式的自主性与特殊性，才有可能在保持自身特色的同时按照学科发展的内在逻辑走向现代化。

这位博士的分析角度新颖，值得我们中医界人士思考。搞清这个问题有助于中医将来的发展。

那么中医要不要与现代科技相结合？当然需要。中医绝不能自绝于现代科技、绝不能固步自封。中医西医两者各有优劣，一定要相互学习、取长补短。但吸收现代科技的前提，不是西化中医、取消中医。我们一定要"知白守黑"，也就是说一定要好好学习、吸收现代科学技术，但要守住我们中国中医优势与特色。

援易入医　以易训医

——中医理论体系探源

提要：中医理论体系基于《周易》提供的我国独特的认识方法，其藏象学说、经络学说、运气学说、辨证学说体现了《周易》以卦爻、太极、五行、河图、洛书等象数为形式，以阴阳学说、变易学说、整体学说、正反学说、中和学说等义理为本质的思维方法和思维模式。

关键词：周易　象数　义理　藏象学说　经络学说

《内经》《伤寒论》《金匮要略》等经典著作构建了中医理论体系，这些经典著作中，至今仍有一些问题无法解释，比如为什么将人体进行阴阳两仪分类？为什么人体又分为五个系统？"二"和"五"之间有没有深层次联系？"左肝右肺"应该怎样解释？十二经络的定型和三阴三阳的命名是在什么背景下完成的？"经络"到底能不能通过实证、实验的办法去求证？五运六气中天干化五运、地支配六气有什么依据？寸口脉、尺肤诊、面诊有无结构规律可循？六经传变、病愈日决病有什么理论基础？诸如此类的问题是历代医家探讨的重点。笔者认为：要深层次地、客观地解释这些问题，必须从形成这种学说理论的思维方式的视角进行考察。唯有援易入医、以易训医，才能揭示中医理论的实质。

① 原载于《医古文知识》1994 年第 2、3 期。

一、藏象学说与易象类分

《黄帝内经》以阴阳五行类分人体脏腑，直接受到《周易》象数思维的影响。主要表现为：对"象"的分析注重功能，轻视实体，即以功能为"象"；采用易象分类原则，以阴阳五行整体划分世界，即以阴阳、五行为"象"。

为什么以阴阳分类？这是《周易》阴阳太极象数思维的体现。《周易》经文虽未直接提到"阴、阳"二字，但其符号系统中"—"（阳爻）和"--"（阴爻）是其基本组成要素，八卦、六十四卦则由两两相对的四组对卦、三十二组对卦构成，充分体现阴阳对立统一之理。《易经》卦爻辞则蕴含以阴阳不同功能判断吉凶的思维特征。《易传》明确提出："一阴一阳之谓道。"正如《庄子》所言："《易》以道阴阳。"《周易》的阴阳两仪分类具有强烈的功能动态属性，换言之，"阴、阳"正是对世界万物的功能、行为的分类概括。《周易》中阴阳的代表符号——卦爻，既是来源于事物动态之"象"，又是类推、整合事物动态之"象"，正如《系辞》所说："圣人有以见天下之动……是故谓之爻""爻也者，效天下动者也。"卦象"变动不居，周流六虚"，"极天下之赜者存乎卦，鼓天下之动者存乎辞"。可见《周易》将阴阳作为功能、动态之大"象"。

中医学吸收并发展了《周易》哲学的"阴阳"概念。在《素问·阴阳应象大论》中，以"阴阳"应象为依据，构筑藏象学说："积阳为天，积阴为地。阴静阳躁，阳生阴长，阳杀阴藏。阳化气，阴成形""清阳出上窍，浊阴出下窍；清阳发腠理，浊阴走五脏；清阳实四肢，浊阴归六腑。水为阴，火为阳。阳为气，阴为味""阳胜则身热，腠理闭，喘粗为之俯仰……阴胜则身寒，汗出身常清，数栗而寒""味厚者为阴，薄为阴之阳；气厚者为阳，薄为阳之阴。"中医学认为天地自然及人体生理、病理，万千形象皆与阴、阳应象。以动态、功能之象构筑藏象，成了中医学对人体进行观察的根本方法，具体地说就是以表示事物行为功能的动态形象为本位，以形体器官和物质构成为辅从的方法。

为什么《内经》又以五行分类？阴阳（太极八卦）与五行有没有关系？是否为两个不同的体系？

先让我们来看一看《内经》的有关论述。《素问·金匮真言论》载："东方青色，入通于肝，开窍于目……其味酸，其类草木，其畜鸡，其谷麦，其应四时，上为岁星……其音角，其数八……其臭臊。"这段文字，以五行论述五脏所属，其中"鸡、羊、牛、马、彘"乃源于《周易·说卦传》，"八、七、五、九、六"乃是河图五行之成数，是直接受《周易》象数思维影响的产物。

《灵枢·九宫八风》载："风从南方来，名曰大弱风，其伤人也，内舍于心，外在于脉，其气主为热……"首次提出八卦八方八风与人体脏腑、病变部位相对应，与五行归类原理相同。

有人认为：阴阳八卦分类始于《周易》，五行分类始于《尚书》，两者形成时间大体相近，属于两种不同体系。阴阳八卦基数为"二"，五行基数为"三"，两者之间存在明显差异。我们认为这种看法是片面的，因为阴阳八卦和五行形成的思路是基本相同的，在《易传》中已有融合趋势，《内经》则沿着这一思维模式进一步发展。五行可看成是两对阴阳（金与木，水与火）加上中土，中土起到调节、平衡阴阳的作用。

《素问·六节藏象论》曰："心者，生之本，神之变也，其华在面，其充在血脉，为阳中之太阳，通于夏气……"这一段文字通过生、神、华、充、通等概念揭示和界定五脏，依据五行的动态功能及属性类分组织器官及相关自然事物。其中五脏（五行）又分别与阳中之太阳、阳中之太阴、阴中之少阴、阳中之少阳相配属，太阳、太阴、少阳、少阴为"四象"，是"阴阳"

的高一层次（$2^2=4$）划分。《灵枢·阴阳系日月》阐述了同样的道理，其曰："心为阳中之太阳，肺为阳中之少阴，肝为阴中之少阳，脾为阴中之至阴，肾为阴中之太阴。"以上均体现了四象与五行的相通性。阳中之太阳为火，阴中之太阴为水（依"两仪生四象"原则，"阳中之太阴"非是），阳中之少阴为金（"阴中之少阴"非是），阴中之少阳为木（"阳中之少阳"非是），至阴为土。两对阴阳加上中土（至阴）构成五行的稳态结构。

至阴中土的作用是十分重要的。《素问·太阴阳明论》曰："脾者土也，治中央，常以四时长四藏，各十八日寄治，不得独主于时也。脾脏者，常著胃土之精也，土者生万物而法天地。"中土具有统领、调节水火、木金这两对阴阳的功能，反映了河洛八卦象数动态模式。以脾居中土，亦符合这个模式。河图中央"五""十"，其中"五"是四方生数（一、二、三、四）变为四方成数（六、七、八、九）的中介，生数加"五"即为成数，"十"为"五"加"五"，如"五"为生数之极，则"十"为成数之极。洛书配属八卦，独中五无卦可配，称为"中五立极"，中五不占四方而统领四方。脾脏不独主于四时而统治四时，与之相符。"土"即河洛数之"五"。从以上例子可见，《素问》中已大量引用河洛之数，阴阳两仪与五行、河洛之间可互换、互通，均属于易学象数统一模式。

"左肝右肺"问题是中医藏象学说中一个不易被人理解的问题。《素问·刺禁论》曰："肝生于左，肺藏于右。"《素问·金匮真言论》曰："东方……入通于肝""西方……入通于肺。"《内经》的这种认识与人类早期观点不同。古文《尚书》《吕氏春秋》等均认为肝属金、肺属火、脾属木、心属土、肾属水，依五行配方位原则，肝在西边（右边）、肺在南边（上边）、脾在东边（左边）、心在中央，肾在北边（下边），这是从五脏解剖位置立论的，与五脏实际位置大体吻合。但是《内经》作者受《周易》重功能、轻实体的象数思维影响，发现这种配应与五脏的生理功能不符，于是改变了五脏的五行配属。"左肝右肺"反映了人体脏腑功能的、动态的特性，而不是形体上的右肝左肺的解剖位置。

五脏配应五行反映生理功能，这一点历代已有认识，然而却很少甚至没有人真正认识到这种配应方位其实是后天八卦的方位。后天八卦方位中，离卦居南（上）配心，坎卦居北（下）配肾，震卦居东（左）配肝，兑卦居西（右）配肺，巽卦居东南（左上）配胆，艮卦居东北（左下）配脾，坤卦居西南（右上）配胃，乾卦居西北（右下）配肠。其中艮坤（左下与右上）的连线居中亦配脾胃。对后天八卦方位最早的记载是《周易·说卦》（"后天八卦"一词北宋才出现）。可见中医生理部位学说受到《易》的启迪。

综上所述，五行学说与阴阳学说、河洛学说、太极学说不仅不矛盾，而且互为补充，共同构成易学象数思维模式，表现出重功能、重整体的思维特征，中医藏象学说正是这种思维模式作用下的产物。

二、经络学说与六爻模式

《内经》十二经络的定型和三阴三阳的命名同样是在易学象数模式的深层次作用下确立的。

《灵枢·经脉》十二经脉与早期医家对经络的认识有所不同。1973 年出土的湖南长沙马王堆帛书《阴阳十一脉灸经》作十一脉，甲本名称依次为：（足）钜阳脉、（足）少阳脉、（足）阳明脉、肩脉、耳脉、齿脉、（足）太阴脉、（足）厥阴脉、（足）少阴脉、（手）钜阴脉、（手）少阴脉。乙本名称相同，次序上（足）少阴脉在前、（足）厥阴脉在后，其余相同。马王堆帛书《阴阳十一脉灸经》早于《灵枢·经脉》，两相比较，前者无"手""足"冠词，足三阳三阴完备而手三阳三阴不完备（缺"手厥阴"经），手三阳名称不以"钜阳、少阳、阳明"命名；后者多了一条手厥阴脉，并将肩脉、耳脉、齿脉分别改为手太阳、手少阳、手阳明，从而确立了手足三阴三阳的十二经脉学说。

由十一脉发展为十二脉，由不完全的阴阳命名发展为三阴三阳对称的命名，《周易》六爻模式起了一定作用。

《周易》六十四卦由六爻自下而上排列而成，即阴爻、阳爻排列组合六次成六十四卦（$2^6 = 64$），六爻依次排列是一个由低到高、由下至上、阴阳迭用的逐级递进过程，下位为始点，上位为终点，至上位则折返而下，再从初位（下位）开始一个新的演变过程，如此周而复始，反复无终。手、足六经与六爻不仅数量相合，而且阴阳结构相似，功能相同。六经各分为三（即阳经与阴经各为三），可能受六爻分三阴位、三阳位的影响。六经三阳经与三阴经的次序表示人体由表及里、由浅入深的不同层次。六爻的排列与六经的流注均是交错迭宕进行，其演进过程又均表现为由外及里、由少到多的规律，呈现循环往复的周期性。

《内经》还提出了三阴三阳的位置及"开、阖、枢"问题。《素问·阴阳离合论》曰："圣人南面而立，前曰广明，后曰太冲，太冲之地，名曰少阴，少阴之上，名曰太阳……广明之下，名曰太阴，太阴之前，名曰阳明……厥阴之表，名曰少阳……其冲在下，名曰太阴……太阴之后，名曰少阴……少阴之前，名曰厥阴""太阳为开，阳明为阖，少阳为枢""太阴为开，厥阴为阖，少阴为枢。"说明三阴三阳的方位是阴阳交错的，如同六爻阴位阳位交错排列，所谓"开、阖、枢"，医易学家张介宾认为："太阳为开，谓阳气发于外，为三阳之表也；阳明为阖，谓阳气蓄于内，为三阳之里也；少阳为枢，谓阳气在表里之间，可出可入，如枢机也。"同样太阴为三阴之表，厥阴为三阴之里，少阴为表里之间，亦是遵循六爻三阳爻与三阴爻下、上、中位模式。六爻又分下三爻（内卦）与上三爻（外卦），下三爻之一爻与上三爻之一爻（第四爻）为下位，下三爻之三爻与上三爻之三爻（第六爻）为上位，下三爻之二爻与上三爻之二爻（第五爻）为中位，下位为表，上位为里，中位为表里之间。《周易》非常强调中位，凡得中位往往为吉，可视为事物吉凶、成败之枢机。

有人认为，六经方位是河图四生数交会组合的结果。河图四生数为一、二、三、四（即五行四生数），其中一、三为阳数，两阳交会为太阳（一加三为四，合中五为九，九为太阳之数），一在北，三在东，故太阳位于东北艮位；二、四为阴数，两阴交合为太阴（二加四为六，六为太阴之数），二在南，四在西，故太阴位于西南坤位。一四、二三均相邻交会于外，外为阳，一、四合化于西北乾位，乾主阳明；二、三合化于东南巽位，巽应少阳。一二、三四均相向对合于内，内为阴，一、二相合为少阴，三、四相合为厥阴。阴从于阳，故少阴在北坎位，厥阴在东震位。六经方位与河图四生数交会变化生三阴三阳的方位契合。

马王堆帛书十一脉中除足六脉是以三阴三阳命名外，手六脉只有钜阴、少阴是以"阴"命名的，为什么只此二脉以"阴"命名？也是为了配应九宫八卦之需，足六脉配八方，缺的是正南、正西，正南离心、正西兑肺，所补正巧是手少阴心脉、手太阴肺脉。虽然这种推算方法还有待进一步商榷，但六经受河洛易卦象数模式的启迪这种基本观点是毋庸置疑的。

至于六经传变，六经与脏腑的配应，也是一个发展过程。《素问·热论》仅提到足六经及"少阳主胆""太阴脉布胃中""少阴脉贯肾络于肺""厥阴脉循阴器而络于肝"四条，在《灵枢·经脉》等篇中则有了十二经脉及配应脏腑的完整记载。六经与六脏、六脏之间的配属、流注、阴阳结构也是在六爻模型中建立起来的。六经中手厥阴心包经的概念，对于生理、病理与临床诊治都没有什么特殊的意义和独立的价值，它与心实为一体关系。《内经》增加这条经脉，只是为了填充阴阳理论框架的空缺，从而集中体现了阴阳对立统一的象数之道。

十二经脉在发展过程中，更进一步与时间因素相结合。《灵枢·阴阳系日月》曰："寅者，正月之生阳也，主左足之少阳；未者，六月，主右足之少阳；卯者，二月，主左足之太阳；午者，五月，主右足之太阳；辰者，三月，主左足之阳明；巳者，四月，主右足之阳明……申者，七月之生阴也，主右足之少阴；丑者，十二月，主左足之少阴；酉者，八月，主右足之太阴；子者，十一月，主左足之太阴；戌者，九月，主右足之厥阴；亥者，十月，主左足之厥阴。"《素问·阴阳别论》曰："人有四经、十二顺（从）……四经应四时，十二顺（从）应十二月，十二月应十二脉。"杨上善解释道："四经，谓四时经脉也。十二顺，谓六阴爻、六阳爻相顺者也""肝、心、肺、肾四脉应四时之气，十二爻应十二月。"（《黄帝内经太素·阴阳杂说》）将十二经脉与东汉郑玄"爻辰说"相对应。郑氏爻辰说认为，乾卦初九至上九分别配应子（十一月）、寅（正月）、辰（三月）、午（五月）、申（七月）、戌（九月）；坤卦初六至上六分别配应未（六月）、巳（四月）、卯（二月）、丑（十二月）、亥（十月）、酉（八月）。虽然十二月配十二爻、十二经脉配十二爻是后人的发挥（《周易》有卦爻配应时令的思想，但没有具体论述，《内经》也没有论及），但十二经配十二月在《内经》中则已提及。

笔者认为：十二经络是在中国传统文化——以《周易》为代表的整体思维、象数思维背景下产生的，是个文化学概念，体现重功能（循经感传）、轻实体（实有结构）的特点，从十一脉至十二脉这种满足理论框架需做法即是有力证明。因而，有必要对目前这种片面强调并采用的实证方法进行反思，如不结合传统的整体思维方法去寻求经络的来源，虽花费大量人力、物力，最后却不能得到满意收获。

三、运气学说

《黄帝内经》七篇大论（"天气纪大论""五运行大论""六微旨大论""气交变大论""五常政大论""六元正纪大论""至真要大论"）比较集中、

全面地介绍了中医学理论基础——气化学说，即运气学说。从篇幅字数看，约占《素问》全书的1/3。从内容上看，十分丰富，主要是详细归纳和说明气候变化与物候、病候及诊断、治疗之间的关系的。

运气学说是我国古代研究天时气候变化，以及气候变化对生物（包括人）影响的一种学说。实质上它是易学象数的具体运用。在易学整体思想指导下，运气学说将自然气候现象和生物的生命现象统一起来，将自然气候变化和人体发病规律统一起来，从宇宙的节律上来探讨天人关系、气候变化与人体发病的关系。

运气学说以《易》的"天人合一"观为指导思想，以五行、六气、三阴三阳为理论基础，以天干、地支为演绎工具。具体地说就是以五运配天干推算年岁运，以六气配地支推算年岁气，以两者结合说明天时、地理、历法、音律等与人体、生物生长化育、疾病流行的关系。其步骤分为：推算大运、主运、客运、主气、客气、客主加临等。

《周易说卦传》以八卦模式将一年的运气流变分为八个季节，每卦配季，主四十五日。汉易卦气说以四正卦配四时，其爻主二十四节气，其余六十卦，主六日七分，其爻主 $365\frac{1}{4}$ 日。《易纬》进一步以八卦分属五色五气，以黄道二十四节气定量标定岁气流变，提出八卦气验说。

《黄帝内经》遵循易学思维方式，继承并发展象数学说。在汉易卦气说、爻辰说基础上，根据我国黄河中下游常年平均实际气候状况和"天六地五"的格局，提出"六气"季节划分从黄道大寒点开始，每隔 $\frac{365.26}{6}$ 天为一季，定量标定岁气的流变。

运气学说采用以干支格局推演的六十甲子年气运周期。《素问·天元纪大论》曰："天以六为节，地以五为制。周天气者，六期为一备，终地纪者，五岁为一周。……五六相合，而七百二十气为一纪，凡三十岁；千四百四十气，凡六十岁，而为一周。"指出天气变化以 6 个 10 年为调制周期，地气变化以 5 个 12 年为调制周期，两者会合周期为 30 年，完整周期为 60 年。今有人研究认为：60 年气运周期来源于朔、近月 413.32 天相似周期与回归年会合周期，即 $365\frac{1}{4}$ 天 $\times 60 = 12\frac{7}{19}$ 朔望月 $\times 60$，它表明以冬至点为参考系的日地月三体运动的最小相似周期为 60 年（天文周期）。周天气六岁一周来源于对点月与回归年的会合周期，即 41.33 天 $\times 53 \approx 365\frac{1}{4}$ 天 $\times 6$，它表明每隔六年周期对点月 A—B 或 B—A 周与冬至会合。终地纪五岁一周来源于邻点月与回归年的会合周期，即 34.44 $\times 53 \approx 365\frac{1}{4} \times 5$，它表明每隔五年，邻点月 A—B 周、C—B 周、B—D 周、D—A 周与冬至会合。

运气学说中干支被重新赋予阴阳五行属性。《素问·五运行大论》："丹天之气，经于牛女戊分；黅天之气，经于心尾己分；苍天之气，经于危室柳鬼；素天之气，经于亢氐昴毕；玄天之气，经于张翼娄胃。所谓戊己分者，奎壁角轸，则天地之门户也。"这种天干化五运的规定与一般所指天干五行属性（甲乙属木，丙丁属火，戊己属土，庚辛属金，壬癸属水）不同，其原因是根据天象变化而来。天干方位与二十八宿方位配合所得的天干化运为：甲己土运、乙庚金运、丙辛水运、丁壬木运、戊癸火运。对于丹、黅、苍、素、玄五色天气，今人有不同理解，有人认为五色天气的出没没有恒定不变的规律，只是古人不足为据的传说，十干化五运亦是臆想；也有人认为五色天气可从日体上、中、下三位与日运的升降来观察。笔者认为，十干化五运、五色天气同样是八卦模式推衍的产物。明代医易大家张介宾《类经图翼》载有"五天五运图"，以十天干、十二地支、四卦表示方位，其中乾、坤、巽、艮表示四隅方法，十天干两两相合表示四正方位（戊己居中不用），即震（东）、兑（西）、坎（北）、离（南）四正位，又依次代表春分、秋分、冬至、夏至。所谓天门、地户指春分、秋分为气候变化转折点，由阴转阳的节气为天门、由阳转阴的节气为地户。天门居乾位，由正面兑卦（阴卦）转到西南乾卦（纯阳卦），由阴转阳；地户居巽位，由正东震卦（阳卦）转到东南巽卦（阴卦），由阳转阴。至于为何以五天配五色，笔者认为：未必实有其事，但也不是主观臆断，而是古人根据易理象数所做的合理推想。

其实《素问》七篇大论中已经直接引用了象数概念，干支五行自不待言，河图生成数、洛书九宫数等亦有引用。如《六元正纪大论》曰："（甲子、甲午岁）热化二，雨化五，燥化四""（乙丑、乙未岁）灾七宫，湿化五，清化四，寒化六。"文中列出六十年司天、中运、在泉之数，其中"化×"之数为五行生成数，即河图生成数，"灾×宫"之数为洛书九宫数。这段文字不仅涉及天干地支的推衍，而且关系到河洛数理的应用。由此，可根据每年的干支推测出天时气候对人体的影响。

四、诊断辨证学说

中医诊断辨证学说同样受到《周易》思维模式的影响。《内经》对面部诊、尺肤诊、寸口脉诊等均有论述，体现了"有诸内必形诸外"的整体观念，即人体内外环境信息对立统一的思想。面部、尺肤、寸口正是相对独立的全息元，它反映着内脏及整个人体健康或疾病的信息。笔者研究证明，中医诊断（全息元诊断）充分体现了后天八卦全息结构规律。

《灵枢·五色》提出面部与人体脏腑肢节的全息诊断法，"庭者，首面也；阙上者，咽喉也；阙中者，肺也；下极者，心也；直下者，肝也；肝左者，胆也；下者，脾也；方上者，胃也，中央者，大肠也……此五脏六腑肢节之部也，各有部分"。这种面部不同部位与藏腑肢节的对应，是遵循后天八卦模式而形成的。到了《素问·刺热》"肝热病者，左颊先赤；心热病者，颜先赤；脾热病者，鼻先赤；肺热病者，右颊先赤；肾热病者，颐先赤"，进一步完善了八卦全息诊法。其配属关系基本符合后天八卦方位：左颊为震卦，主肝；颜（额）为离卦，主心，鼻为坤卦，主脾胃；右颊为兑卦，主肺；颐为坎卦，主肾。后世医家对面诊做了一些调整，完全依据后天八卦方位将面分为八部位，分别与脏腑相配应。

尺肤诊是切按尺肤的诊病方法。《素问·脉要精微论》对其论述道："尺内两旁，则季胁也，尺外以候肾，尺内以候腹。中附上，左外以候肝，内以候膈；右外以候胃，内以候脾。上附下，右外以候肺，内以候胸中；左外以候心，内以候膻中。前以候前，后以候后。上竟上者，胸腹中事也；下竟下者，少腹腰股膝胫足中事也。"将尺肤分成内外、左右、中附上、上附下、上竟上、下竟下等不同部位，依八卦原理分别与人体脏腑肢节相对应。

《内经》还记载了寸口脉诊法，《难经》进一步发展，迨王叔和《脉经》则蔚为大观，寸口脉实为尺肤诊的缩影，以左手寸、关、尺分候心、肝、肾，右手寸、关、尺分候肺、脾、肾（命门）。李时珍将脉象、脉位、五脏、六腑统一起来，联系卦象，建立脉象整体系统。可见中医脉诊是在《周易》宇宙统一全息观及象数功能结构模式的指导下逐步发展起来的。

中医诊断方法日益丰富，舌诊、鼻诊、耳诊、肢诊、手诊、足诊、腹诊、第二掌骨侧诊等相继出现，这些诊断方法的理论基础都是《周易》整体观、全息观，其具体部位与脏腑、肢体的对应关系均符合文王八卦结构规律。

笔者研究结果显示，手、足、腹、舌等二维（面性）全息元依据二维后天八卦的结构规律反映了人体信息，脉、第二、第五掌骨侧等一维（线性）全息元则依据一维后天八卦结构规律反映人体信息。（见拙作《人体全息结构律》）据此，笔者认为：后天八卦模型正是人体全息结构模型，换言之，人体全息结构规律正符合后天八卦方位规律。

在中医辨证学说中，《内经》提出八纲辨证、《伤寒论》提出六经辨证。八纲辨证以表里辨别疾病之部位、寒热辨别疾病之性质、虚实辨别疾病之量数，而所有疾病则只有阴阳两大类，表里定位、寒热定性、虚实定量，均是阴阳总纲的反映，均包括在"阴阳"之中。可见，八纲是易学阴阳八卦学说的具体应用。

六经辨证中太阳、阳明、少阳、太阴、少阴、厥阴六经排列次序源于《内经》，两者比较，《内经》以六经阐明自然界和人体之间气化活动规律，《伤寒》则以六经阐明伤寒传变的气化活动规律。

如同《内经》一样，《伤寒论》六经以确立及所赋予的内涵同样受《周易》六位的影响。张仲景在总结病例时发现，疾病的发生发展和其他事物一样，经历着始生、渐长、盛极、渐消、始衰、渐复的循环过程，呈现卦爻六位模式规律。在六位启发下，对《素问·热论》的六经分证加以发挥，将疾病发展各阶段以六经归纳，发现麻黄汤证与桂枝汤证总是出现在疾病初期，白虎汤证和承气汤证大多出现在疾病极盛期，小柴胡汤证往往出现在邪正进退对峙期，从而将各方证归结为六经证，并总结出各经病的特点及传变规律。

总之，中医理论体系是在以《周易》为代表的中华文化独特思维方式指导下，以象数为模型构筑起来的，因而只有从思维模式出发才能把握中医理论的本质和深层内涵。

易学象数思维与中华文化走向①

——对"易道"内核的探讨之一

《周易》从一本占筮书（经文）过渡到一本哲学书（传文），其后儒、道、释三家，象数、义理两派对《易》不断阐释，中国传统文化各学科、各层面又与《易》发生不同程度的亲缘关系，致使《易》的性质扑朔难辨。即使是今天，还有不少人在努力与《易》"攀亲"，什么"科学易""医易""人文易""哲学易""艺术易""生活易"，大有不攀上"易"就不光彩之感。"易"简直成了万金油。众所周知，一个概念，它的外延越大，那么它的内涵就越小。如果"易"的外延无限大到"无所不包"，那么"易"的内涵就趋于消失了。

应该说"易"的外延是至大的（但绝非"无所不包"），那么"易"至小的内核是指什么呢？换言之，如果将"易"的内核概括为"易道"的话，那么"易道"又是指什么呢？我认为，"易道"的最核心层面应该是"易"所揭示的思维方式。这套思维方式对中华民族性格的形成、对中华文化本质的定性以及中华文化各学科体系的建构，都起到了决定性的作用。

一、易学思维的形式

关于"易"的思维形式，学术界有不同观点，有人认为"易"是直观思

① 原载于《哲学研究》1996 年第 3 期。

维（直觉思维），有人认为是形象思维（意象思维），有人认为是逻辑思维（抽象思维），一般认为兼而有之，我认为易的思维形式与上述三种形式虽有一些相同之处，但差异性也很明显。

主张《周易》是直观、直觉思维者，认为《易经》中的卦爻辞大多是前人的生活经验的记录，出于个人体验而不是一般的事理或原则，这种体验成为后人判定事物和推测未来的比照范例，《易经》的应用者正是依照直观的思维方式去运用《易经》的。① 《周易》直观思维的重大优点是高度重视经验而又不堕入经验主义，"形而下"与"形而上"直接合而为一。② 《周易》作为一个预测吉凶的认识系统，由于认知能力的局限而带有神秘性，因而表现为一种典型的、超理性的、得意忘象的直觉思维，具有非逻辑的偶然性、象外得意的顿悟性、内省直觉的灵感性特色（罗炽：《易文化传统与民族思维方式》，武汉出版社 1994 年版）。

主张《周易》思维是形象思维者，认为《易经》的创制者是通过卦象来预测、判定事物的，这是形象思维的萌芽，《易传》汇总并扩展了八卦卦象的象征意义，提出了八卦之间相互关系的象征意义，并以此解说六十四卦的象征意义，赋予爻象以种种蕴义。③ 《周易》形象思维通过符号系统和框架结构去表述世界和认知世界，可概括为观象、得意、类情三个方面。④

主张《周易》思维是逻辑思维者，认为《周易》及易学遵循了分类、类

---

① 参见朱伯崑主编《易学基础教程》，广州出版社 1993 年版。该著将"直观思维"列入易学五种思维方式之首。

② 刘纲纪《易学思维的三大特征》一文将"直观理性思维"列为易学思维三大根本特征之一。

③ 参见朱伯崑主编《易学基础教程》，广州出版社 1993 年版。该著还比较了"形象思维"与"直观思维"的异同，两者都以事物形象为媒介，而直观思维具有对印象进行整体平移的特点，形象思维具有对印象进行拆装、组装的特点。

④ 徐志锐《论〈周易〉形象思维》一文认为《周易》采用形象思维的方式来表述理性哲学。

推及思维形式化的逻辑法则。① 有专家提出"《周易》逻辑"的概念，认为《周易》逻辑以观象取类、名物取譬的方式来界定概念的涵义，以主客相参的吉、凶、悔、吝为基本的判断形式，以多维发散可能盖然为推理方法，是一种迥异于外延型逻辑的另一种逻辑（周继旨：《周易与中国传统思维模式》，载于张其成主编《易经应用大百科》，东南大学出版社1994年版）。

有学者认为，《周易》是辩证思维、整体思维（参见蒙培元主编《中国传统哲学思维方式》，浙江人民出版社1993年版），这是就思维的内容特征而言的；还有学者认为《周易》是神话思维、本体论思维、功能思维，这是就思维的主客体关系而言的。本文均不将它们归入思维形式来讨论。

我认为，《周易》思维是融合直觉、形象、逻辑三种思维形式而又不完全等同于这三种思维形式的特殊的思维类别。

《周易》直观思维与一般直观思维的最大区别在于：后者是依据自身的直观体验对事物的前景进行判断，而前者是依据初始占筮者所规定的卦爻象辞的直观体验进行判断。虽然两者都以直观体验和感觉为依据，但后者是直接的，前者是间接的。同样，《周易》的直觉、灵感思维也往往是在卦象比类的基础上进行的，或是在依据卦象思维的锻炼中产生的（首先是"据象"，然后才"忘象"），而一般的直觉思维、灵感思维往往不依据某一实象，具有突发性、瞬间性。

《周易》之形象思维不是以自然界及人类社会具体事物的形象为思维媒介，而是以卦象、爻象为思维媒介。卦象是《周易》思维的放射源，而一般形象思维则以物象为思维放射源。《周易》形象思维不同于艺术形象思维，后者之"象"有强烈的情感因素，是直接表现形态、动作的活生生的艺术形象；而前者之"象"则是经过抽象、整饬的"卦象"，以客观、冷静、系统

---

① 参见朱伯崑主编《易学基础教程》。

反映对象为特色，表现事物运动的轨迹与内在联系。

《周易》之逻辑思维不同于西方形式逻辑思维，它采用外延边界模糊的"类"概念——卦象符号与卦爻辞文字（而非西方外延边界清晰的属性概念），对指谓对象做动态的、先验的、综合的判断推理（而非西方重属性分析和因果演绎的判断推理）。卦象是《周易》逻辑的先验模型。卦象之"象"又不同于抽象之"象"，后者是抽去了一切具体形象的概念范畴，而前者既是来源于万事万物之象，是对物象事象的抽象与整饬，又蕴含经过整饬过的物象、事象，它是个"空套子"，但这个"空套子"实际上蕴藏万事万物。

对《周易》这种特殊的思维形式，目前还没有一个恰切的名称，本文姑且命名为"象数思维"。它的特点是：以"卦象"为思维出发点和先验模式，以取象、运数为思维方法，以具有转换性能的"象数""义理"两种信息系统为思维的形式和内涵，以外延界限模糊的"类"概念对指谓对象及其发展趋势做动态的、整体的把握和综合的、多值的判断。

从本质上说，象数思维是一种模型思维、先验思维。

二、象数思维的元模型

象数思维以"象数"为思维模型，我认为"象数"模型可分为三级，第一级为卦爻模型，第二级为河图洛书（含五行）模型，第三级为太极图模型。三级模型是同质异构关系，可以互相转换、互相沟通。河洛模型与太极图模型可看成是对卦爻模型的阐释和发挥。卦爻模型是象数思维的元模型。

卦爻模型最基本的符号是阴爻（--）和阳爻（—），阴阳爻的三次组合构成八卦（$2^3 = 8$），阴阳爻的六次组合构成六十四卦（$2^6 = 64$），六十四卦也可看成是八卦的两两相重构成（$8^2 = 64$）。六十四卦是《周易》的基础模

型（《周易》书中没有八卦符号），这个模型不仅包含六十四卦的卦象符号，而且包括它的排列次序。卦爻辞及《易传》则可看成是对这个模型的文字说解或内涵阐发。

六十四卦首二卦是乾卦和坤卦，为天、地，为宇宙生命之"元"，它是众卦的父母，不仅在宇宙万物中起决定性作用，而且也是万物运动变化的根本性原因。《易经》的乾坤二卦，到《易传》被称之为"阳""阴"，并把"一阴一阳"看成是"易道"。

乾坤——阴阳既有生成论意义，也有结构论意义，是象数思维的基点。其余六十二卦可看成是乾坤二卦的交合与展开。根据孔颖达的观点，六十四卦是按照"二二相耦，非覆即变"的原则排列的，即两两一组，后一卦是前一卦的覆卦（反复颠倒构成的卦）或对卦（阳爻变阴爻、阴爻变阳爻构成的卦），反映事物向其反面转化的思想，也反映六十四卦内在的因果连续关系。六十四卦分上经、下经，上经三十卦，下经三十卦。上经重在自然现象，下经重在人文现象。上下经又可分出若干阶段，象征事物进化的次序、阴阳消长的过程。

六十四卦最后两卦是既济卦和未济卦，表明万事万物一个周期的完结，下一个周期的开始。虽然对六十四卦次序有不同的分段和不同的认识，但应该说作为一个整体，六十四卦是宇宙生命变化规律的完整的符号系统，也是理想的符号模型。

两汉时期，以孟京为代表的象数派提出卦气说、纳甲说，对卦爻元模型进行新的阐释。卦气说将八卦、六十四卦与天文、历法相结合，二十四节气、七十二候配纳于卦爻之中；纳甲说将八卦、六十四卦与天干（以甲为首）、地支、五行等相配合。这大大扩展了卦象的取象范围，也增强了卦爻模型的应用功能。

北宋邵雍创"先天易学"，将八卦、六十四卦重新排列组合，创立"先

天八卦方位图、次序图""先天六十四卦方位图、次序图""后天八卦方位
图、次序图"等不同模型,其本意是在说明一年节气的变化,进而说明万物
的兴衰、社会治乱、世界终始,体现了阴阳推移变易的宇宙思想和时空统一
的宇宙模式。

卦爻模型经过汉朝、宋朝两次大整合,逐步走向成熟化、程式化。这种
使思维沿着确定的程式做定向式的辐射的结果,一方面使思维领域大大扩展,
另一方面又限制了思维更自由地扩展;一方面使思维形式化、简明化,另一
方面又使思维烦琐化、繁杂化。

三、象数思维的方法

象数思维的方法可分为三种:取象法、运数法、模型法。

(一) 取象法

取象法指在思维过程中以"象"为工具,去认识、领悟、模拟客体的思
维方法,有人称之为唯象方法或意象方法。取象的方法是《周易》最重要的
方法,以至于《易传·系辞》说:"易者,象也;象也者,像也。"

取象法依据的"象"是"卦象"符号,"卦象"可以象征、模拟宇宙万
事万物。如果从总体上划分,卦象所取之"象"可分为实象与虚象两种。实
象指有形的、实在的物象,虚象指抽象的、非实体的义象、理象。《易经》
的卦名、卦爻辞可理解为对卦象取象法的第一次提示。《易传》所谓的"观
象制器""观象玩辞"说明取象不仅可以启发人们发明创造,而且可揣摩事
物及其发展趋向,引申出为人处事的原则。《易传》认为卦象显示了天地自
然特定的形态、位置、性质、功能、轨迹、文理,通过取象法可以领悟、认
识天地自然的这些特征。

《周易·说卦》总结并扩展了八卦的取象意义。如乾卦象征天、父、君、
圜、金、玉、马、健、寒……坤卦象征地、母、布、釜、牛、顺、吝啬、

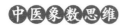

均……其中乾卦的健、寒,坤卦的顺、吝啬,均是取乾、坤的属性之象、义理之象,是虚象,其余的皆为实象。

易学取象的方法以爻象、卦象及易图为放射源,以宇宙万物在人脑中的印象为中介,将卦爻象与印象相比照,通过印象使卦爻象与宇宙万物之象联系在一起。这种取象不仅仅是对实象的具体摹写,不仅仅是对外部形象的结构比类,更重要的是从功能、属性出发,凡是功能、属性相同,即使结构、形态不同的物象也可归属为同类,纳入同一卦象。

(二) 运数法

《周易》运数思维方法指以"数"为媒介,认识、推断或预测事物及发展变化的方法。易学之"数"主要有:

1. 天地之数 天一,地二;天三,地四;天五,地六;天七,地八;天九,地十。天数五个,地数五个;天数总和为二十五,地数总和为三十,天地数总和为五十五。

2. 大衍之数 大衍之数为五十,抽出"一"为太极,分二以象天地两仪,挂一以象人(与天地合称三才),揲四以象四时,归奇以象闰。乾之策数为216,坤之策数为144,共为360,为一年之日数。经过四营而成易,十八变而成卦。

3. 爻数 揲蓍四营三变后所得之数为六、七、八、九,六为太阴,八为少阴,七为少阳,九为太阳。以九、六分别代表阳爻和阴爻;以初、二、三、四、五、上分别代表六爻的位置。一卦六爻记为:初六、六二、六三、六四、六五、上六;初九、九二、九三、九四、九五、上九。

4. 卦数 分六十四卦次序数和八卦次序数,前者在通行本《周易》中为乾一至未济六十四,后者《周易》中没有。北宋邵雍创先天八卦之数:乾一兑二离三震四巽五坎六艮七坤八,后天八卦之数:离九坎一震三兑七坤二巽四乾六艮八中五,还有先天六十四卦之数。

5. 河洛数 依据朱熹、蔡元定的观点，洛书为九数组成：戴九履一、左三右七、二四为肩、六八为足、五居中央；河图由十数组成：一六居北、二七居南、三八居东、四九居西、五十居中。

在《周易》及后世易学中，一直存在"由数定象"和"由象定数"两派之争。《易传·系辞》说："极其数，遂定天下之象。"《说卦》说："参天两地而倚数，观变于阴阳而玄卦。"认为揲蓍的结果带来数的变化，数变造成象变，数决定象；对天地进行数的分析，然后再确立卦象。这似乎是主张由数定象（数在象先），但《易传》对"象"的强调又大大超过"数"。后世以刘牧为代表的数学派主张"象由数设"，以朱震为代表的象学派主张"数由象设"，这种争论一直持续到明清。

其实就《周易》本身而言，"象"和"数"是密不可分的。有人认为"象"偏向于定性，"数"偏向于定量，但就其本质看，《周易》运数法中的"数"绝不是纯粹表示数量的，更多地带有"象"的特征，即更偏向于定性。

如奇数为天数，为阳；偶数为地数，为阴；大衍之数中"一"为太极，"二"为两仪，"四"为四时，九、六为太阳、太阴；爻数则表示爻的位置和性质；卦数不仅代表卦的次序，而且代表了卦的位置、属性；河洛数更多地具有五行性质和功能。

"数"和"象"的统一，是象数思维的特点。以这种思维方法考察事物变化的过程与规律，无论是自然还是人类社会都具备了可感知的形象的性质和数量的规定性。这种"数"往往不表示确定的数量，但有的场合下也可表示确定的数量。如京房卦气说中四正卦初爻数主管二至二分，各为一日的八十分之七十三。再如后世依易数占测也经常将所得之"数"看成特定的实指之数。

可见"数"与"象"一样，可分为虚数与实数，分别代表抽象的意义（与"象"类同）与实指意义。

（三）模型法

模型法指以"象数"为模型进行思维，并模拟、认识客体世界的方法。其实模型法与取象法、运数法有密切关系，模型是取象、运数的理论依托，取象、运数是对模型的运用。从这一点上看似乎不应该将"模型法"与取象、运数法并列，本文只是考虑到象数模型本身有它的形式逻辑特点，象数模型法与取象、运数法侧重点也有所不同，如果说前者偏重于象数的分类与形式化，那么后者则偏向于对象数的类推与比附。

分类的方法是以《周易》为代表的中华文化认识宇宙的一种重要方法。《周易》强调"观象取类""类族辨物""各从其类"，按不同的特性将万事万物分成不同的"类"。人要想认识宇宙万物是困难的，而要单个地、分离地去认识指谓对象则更是难上加难，《周易》采用分类的方法，"方以类聚，物以群分"（《系辞传》），"同声相应，同气相求"（《周易·同人·象》），无穷无尽的宇宙万物被分成有限的若干"类"，"类"成了沟通相关事物的纽带。只要性质、性能、功用、形象、结构相同或相近、相似的事物，都可归为同"类"，同"类"的事物可以沟通、逾越。在上述诸条件中性质与功能的因素是最重要的。

分类的方法重在从动态上、整体上把握世界，"类"的外延边界是弹性的，这与西方外延型逻辑的"概念"有所不同，"类"是从某物向他物发散延伸的空间关系（"位"）、从某物前后变化的时间关系（"时"）、从某物与他物的总体联系，加上主体的直觉、经验、体悟而形成的非外延型逻辑"概念"。《周易》和先秦各家一样，都重视"类"的问题。

《周易》象数分类主要有以下几种：

1. 两仪——阴阳分类　这在象数分类中是最重要的，也是最基本的，邵雍、朱熹称之为"一变为二""一分为二"法。源于卦象的阴爻和阳爻，阴阳爻是六十四卦的基础，阴阳两仪是宇宙万物的基础。不仅万事万物可以分为阴阳两类，而且同一事物也可分为阴阳两面。

2. 八卦分类　将宇宙万物分为乾、坤、坎、离、震、巽、艮、兑八类。按《说卦传》的说法，这八类的属性分别为健、顺、陷、丽、动、入、止、悦，也就是说如果具备其中的某一属性，就可归入相对应的某一类（卦）。《说卦传》中列举了大量的事物。

3. 六十四卦分类　这是《周易》的系统分类法。《周易》经文中只有六十四卦分类而没有八卦分类，传文把六十四卦还原成八卦的重合。虽然可把六十四卦看成八卦的扩衍，但两者在功用上有所偏重，八卦重在事物的静态分类，六十四卦重在事物的动态分类，偏向于六十四卦"类"与"类"之间的运动变化及有机联系。

4. 五行分类　严格地说《周易》是不讲五行的，最早讲五行的是《尚书·洪范》，但从西汉开始，象数派即把八卦与五行相结合，后世易学中的河洛学说，即是一种五行分类，如河图中一六为水、二七为火、三八为木、四九为金、五十为土，一二三四五为五行生数，六七八九十为五行成数。我认为五行分类与两仪分类并不矛盾，五行可看成是两对阴阳（水与火、木与金），而土居其中只是起到调控作用，它不占四方、不占四时，却统领四方、统领四时。五行分类促进了阴阳八卦相互之间的联系，使阴阳八卦形成了一个生克制化的有机系统。

分类是《周易》模型思维方法的起始，易学象数的各种模型是在分类的基础上构建起来的。上文已概述了象数思维的元模型，此外还有五行模型、干支模型、河洛模型、太极模型。它们是在思维过程中逐步形成的相对稳定的公式、范式或法则。这种公式、法则普遍适合于任何事物，而不是仅仅局限于某一具体事物、具体内容。

在卦爻元模型中，卦爻象数包括卦辞、爻辞只是一个形式、符号，是一个不关涉事物的具体内容的框架，但它与近代符号逻辑学并不可等同。它虽然不关涉某一事物的具体内容，但却关涉宇宙生命的整体内容；它虽然不关涉某一事物的发展趋势，但却关涉宇宙万事万物总体的变化规律。因而某一事物的具体内容、发展规律可以在宇宙生命的整体内容、总体规律上得到类推、类比。这正是象数模型的主要功用，即引导、限定思维的方向，启发、比照思维的途径和结果。

四、象数思维的理念特征与中华传统文化的走向

《周易》是中华文化的源头和活水，儒家尊之为"六经之首"，道家奉之为"三玄之一"。《周易》和易学对中华文化究竟有什么特殊贡献？为什么说《周易》及易学体现了中华文化的面貌，决定了中华文化的走向？

我认为最根本的原因就在于它开创了一套有别于西方的思维方式。思维方式是民族文化行为中普遍地、长久地起作用的思维方法和思维习惯，是一定的社会人群在接收、反映、加工外界信息过程中所形成的思维定式。每个民族都有自己整体的思维偏向，从而形成该民族特有的思维类型。思维方式的不同可用以说明民族文化的区别及民族社会的差异。思维方式是人类文化现象的深层本质，对人类文化行为起支配作用，并代表一个民族的文化心理素质的特征。

《周易》象数思维方式是中华思维方式的元点和代表，决定了中华民族特有的行为方式、价值观念、审美意识及风俗习惯。它不仅渗透到最深层次的民族心理素质，而且渗透到浅表性的实用操作层面；不仅影响了中国的哲学、形上学，而且对自然科学等学科也有重要影响。

那么易学象数思维理念有哪些特征？又是怎样影响中华文化的本质和趋向？我想从以下几点加以概述。

（一）循环变易观念

"周""易"二字可理解为"周环、循环"与"变化、运动"，《周易》

可看成是专论宇宙万物周环变易规律的著作。在卦爻象数元系统里，第一级符号阳爻和阴爻（$2^1=2$）是相互循环转化的，阳爻"九"转化为阴爻"六"，反之亦然；第二级符号四象（$2^2=4$）——太阳、少阴、少阳、太阴也是互相转化的；第三级符号八卦（$2^3=8$）和最高级符号六十四卦（$2^6=64$）中每一卦都在做循环运动，任何一卦都可变成另一卦：在两卦一组中，前后两卦可以通过"覆"和"变"两种方式互相转化；任何一卦可通过爻变的方式变成其余六十三卦[①]，从而形成六十四卦整体大循环。从《周易》六十四卦卦序看，首为乾、坤二卦，末为既济、未济二卦，即蕴含宇宙变易一个周期从乾坤、阴阳开始，到既济、未济结束（"既济"意为"已经渡过"；"未济"意为"没有渡过"），"既济"是上一周期的结束，"未济"是下一周期的开始。如此周而复始，循环不已。

《周易》文字系统在对卦爻符号的解释中，明确提出周环变易的观点，如《易经》泰卦九三爻辞："无平不陂，无往不复。"复卦卦辞："反复其道，七日来复。"《易传》则反复强调："一阖一辟谓之变，往来不穷谓之通""原始反终，故知死生之说""变动不居，周流六虚。"《系辞传》还列举日月往来、寒暑往来的例子，说明"往者屈也，来者信（伸）也。屈信（伸）相感而利生焉"。

《易经》卦爻象、卦爻辞首先提出循环变易的观念，经过原始道家、原始儒家的发挥，到《易传》总其成。后世道、儒均遵从这种思维观念。

循环变易观对整个宇宙宏观世界来说是基本合理的。整个宇宙存在永恒的大循环，而各种物体也存在暂时的小循环。这种循环是以阴阳象数的对立转化为基础的，包含着不断变化、"革故鼎新"的进步思想。同时也增强了中华文化前后承接的亲和力和稳定性。其负面影响是过分强调了循环，轻视

---

① 《易林》依据《周易》六十四卦次序，将每一卦变为其余六十四卦，有一爻变、二爻变、三爻变、四爻变、五爻变、六爻变等多种形式，六十四卦共变为四千零九十六卦。

创新发展，将循环看成是运动的唯一形式而看不见其他形式（如直线形式、非升降形式等），缺乏历史进化发展观念，从某种程度上维持了封建社会的统治秩序（如三纲、五常的永恒性）。致使中华民族沿袭因循、模仿、重复的习惯思路，缺乏创造、创新精神，缺乏应有的活力，缺乏否定意识，造成了社会发展的缓慢，甚至倒退。

（二）整体和谐观念

《周易》卦爻是一个整体，八卦、六十四卦为二级全息系统。八卦是阴阳二爻三维组合体，六十四卦是阴阳二爻六维组合体。后者六个爻位上二爻为天道、下二爻为地道、中二爻为人道，天地人三才融为一体。卦爻符号模型是事物呈现运动模式，筮法数字模型是事物潜在运动模式，对天地的推演、时间的发展、宇宙阴阳规律的变化做整体模拟，对万事万物的生成、分类、变化、运动做系统描述。六十四卦模式以"六爻""六位"关系为基础，以时、位、中、比、应、乘等为原则和标准，给人们提供一个从时间、空间、条件、关系全方位分析问题、认识事物的思维方法。

易道的"一阴一阳"既说明人与自然具有对立性，也说明其具有和谐性、统一性。"刚柔相推而生变化"表示对立面的相互推移、相互转化与相互依存。《易传》将"保合太和"看成是"易"的最高理想境界。人与自然、主体与客体的相互对立与和谐、感应与交流被《周易》有机地统一起来，成为《周易》的基本思维理念，开创了中华文化"天人合一"的整体思维特征。

与儒道两家的整体和谐观相比，儒家强调"中庸"，偏向于将自然人化，道家强调"混沌""素朴"，偏向于将人自然化。而《易》则强调人与自然的对等感应、对等交流，又不抹杀各自的对立、独立的特性。只是在后世的发展中，《易》整体和谐的一面被强化，而独立、对待的一面被弱化。董仲舒强调"大一统"思想，经后代统治者的大力宣传，"大一统"思维方式成了中华民族的精神主干。

《周易》"太极"是阴阳整体对待和谐的最高概念，也是象数思维的理性提炼（宋明以后的阴阳鱼"太极图"是太极观的形象写照）。随着大一统思维的不断深化，"太极"被视为至尊的"一"，世界万物起源于"一"，全国定于一尊，就是皇帝。这种思维方式在调和矛盾、巩固民族团结、稳定国家政治、增强民族凝聚力、维护并促进统一、防止并结束分裂方面起到了积极作用。但同时民众的斗争性、独立性被遏制，迎合或促成了封建君主专制，形成了一元化政治结构。

整体、求同的思维偏向，重视主体作用，对问题的探讨往往从内因、主体出发，只求内部世界与外部世界的适应、协调，缺乏对外部世界的改造、发展。形成内向、忍让、依赖的民族性格，如安分守己、逆来顺受、保守退让、模棱两可，缺乏独立、竞争、果断、直率。只求"随大流"，个性、主体意志被削弱甚至泯灭。

（三）动态功能观念

易学象数模型是动态、功能模型，无论是取象方法还是运数方法，都是以动态、功能的一致性为条件的。只要功能相同、属性相同，即使是结构不同、形态不同也可归为同类。这种思维观念对中国文化尤其是科学技术影响深远。

中国传统医学以表示行为功能的动态形象为本位，以形体器官和物质构成为辅从，将人体生理、病理的一切"象"都归属为阴阳两大类。中医五脏六腑、十二经络都是依据功能、动态思想建构的。如"左肝右肺"，显然与实体结构不符，但却与肝主升、肺主降的属性相符，也与河洛八卦左为震木为肝、右为兑金为肺的功能模型相符。

中国古天文四象二十八宿的排列、星移斗转的周期，古地理分野坐标系统，历法物候阴阳变化节律，古乐律律吕损益的法则等，都是遵循易学象数

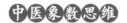

的动态、功能模型。

象数思维重动态、重功能，必然导致轻结构、轻静态，致使中华文化形成重道轻器、重神轻形的基本格局。对中国科技造成的负面影响则是实证、实测科学不发达，分析科学不发达。

（四）意象直觉观念

《周易》的"卦象"是一种意象，含有主观的想象与主观意念，是知觉形象与主观意识的结合。既有形象的指示义（实象），又有抽象的内涵义（虚象）。卦象有两种作用，一是模仿，一是象征。对万事万物的模仿只是一种手段，目的是要用卦象符号来象征抽象的哲理、法则。

意象思维是古代中国认识宇宙的基本方法。战国秦汉时期，天文历法气象往往与人事吉凶政治形势相比附，汉代则与卦象联系在一起，其后经久不衰，成为在民间流行甚广的"术数之学"。至于先天八卦图、后天八卦图、河图洛书、太极图等则代表了中国宇宙论、本体论、结构论的模式。

意、象结合，"立象以尽意"的观念，导致中国艺术、美学与"象"的观念联系起来，而不再只是与声和言相联了，使得中国的艺术具有对人的存在的感受与反思相关的"意"与符合美的形式规律的"象"有机统一的特点。

卦象符号的意象思维带来了"玄象尽意"的玄想思维。王弼以"忘言""忘象"达到"得意""得象"，玄想思维方式导致了审美意象方式的兴起。

《周易》的直觉思维是建立在对卦象的比附、类推基础上的，在对卦象的提取、选择中需要直觉、悟性和灵感。直觉体悟成为中华文化特色之一。庄子提出"心斋""坐忘"，佛家主张"般若""悟性"，道学家追求"尽性""体认"。由于过分强调直觉思维，只注重对整体的感觉，从而忽略了实证与分析，使中国传统科学量化程度不高，对事物的认识往往模糊、粗略而笼统。从正面看，它锻炼了中国人的思辨能力和对事物的领悟能力，具备一种从整体动态上把握宇宙生命的智慧，往往更富有想象力和创造力。既造成民族性格中跳跃性、玄想性、感悟性的一面，又带来不求甚解、不重因果关系的一面。

易学象数思维对中华文化的影响是深层次的，也是复杂的。如何整饬、修正象数思维的偏差，是中华文化"现代化"的一个重要课题。

走近国学　体悟中医[①]

——《周易》与中医学讲座纪实

非常高兴来到上海中医药大学，和我们各位老师、同学在一起探讨一个话题：国学和中医。今天，我所讲的题目是：走近国学，体悟中医。

一、国学概说

什么是国学？实际上很简单，国是指中国，学就是学问，是指中国传统的学问，或者叫中国传统的学术，约等于中国传统文化，它们并不完全相同。它们的区别在哪里呢？在我看来，国学是中华传统文化当中精华的部分，是偏重于形而上的一个层面。从文化的角度来说，国学作为中华传统文化精华，它的载体是什么呢？是文字、文献、语言，其中还有一个活的载体，就是人，我们一举手、一投足实际上都体现了文化。作为文化的重要载体，国学的典籍著作按照传统分类，可分为四类：经、史、子、集。如果按照学科的分类，我们的国学和传统文化，怎么分类呢？可大体分为五类：文、史、哲、科、医。文，是文学艺术；史，是历史典制；哲，是哲学宗教；科，是科学技术；医，是中医养生。这里将中医从科学技术里分了出来，因为它不纯粹是科学技术，还有人文属性。那么传统的典籍的分类与现代的学科分类之间是怎样的对应关系呢？首先我们看"史"，最重要有三类，是纪传体、编年体、纪

---

① 原载于《中医药文化》2010 年第 2 期，上海中医药大学李海英、杨彦伟整理。

事本末体三种体裁。子，包括儒家、道家、兵家、法家、农家、医家、天文算法、术数、艺术、杂家、类书、小说等。集，楚辞、别集、总集等；可见，按照现代的学科分类，史，对应史学；子，对应哲学、科学，还有医学等；集，就是文学。那么经是什么？"经"，是四部里边最重要的，主要就是六经，包括《易》《书》《诗》《礼》《乐》《春秋》，这又被称为六艺。汉代时期是五经，《乐经》失传了。对于"经学"的诠释，国学大师，当代三大儒之一的马一浮先生曾经说"国学者，六艺之学也"，"全部人类之心灵，其所表现者，不能离乎六艺，全部人类之生活，其所演变者，不能外乎六艺也"。可见，六经是人类全部心灵的路程，也是全部人类的生活。马一浮先生还说"诗经、书经是至善；礼经、乐经是至美；易经、春秋经是至真"。人类一切文化，最后之归宿，必归于六艺。

对于现代一个普通的国学研究者，读六经比较有难度，但我认为有五本书是必读的，所以推荐给大家：《周易》《论语》《道德经》《六祖坛经》《黄帝内经》，因为这五本书代表了国学的五大家，其中《论语》是儒家第一经典，《道德经》是道家第一经典，《六祖坛经》是中国化佛教代表禅宗的第一经典，《周易》则是国学的源头和主干，是群经之首，《黄帝内经》是医家的第一经典。我认为读了这五部书才能算是一个有文化的中国人。

二、群经之首——《易经》

目前，按现在的学科分类，《易经》一般归属于哲学，但这种对应是不全面的。现在我们了解一下《易》。它为什么是群经之首呢？又为什么会成为国学的中心呢？

我们先看看"易"字有两种写法，第一种就是蜥蜴的象形字，变色龙，易经就是变化的经典；第二种写法，上边是日，太阳，下边是月，太阴，可见，易就是关于"阴阳"的学问，所以庄子说"易以道阴阳"，《周易》说

"一阴一阳之谓道",《黄帝内经》说"一阴一阳谓之道"。

那什么是阴阳呢?我们首先来看一下这张图,它被称为太极图、阴阳图或者八卦图。这是唯一一张正确的太极图,按我的考证,这个图是南宋张行成所作。这张图实际上展现了阴阳大道,搞懂这张图,就搞懂了国学。因为在这张图里你能找到儒家、道家、中国化佛家的位置,还可以找到医家的位置,找到中医五脏六腑的位置,找到你人生的位置,甚至能找到如何做人处事的道理。看懂了这张图你可以明白人生的意义,至少有三个效果:不会郁闷、不会自杀,不会痴呆。掌握了这张图,就掌握了人生的道路。

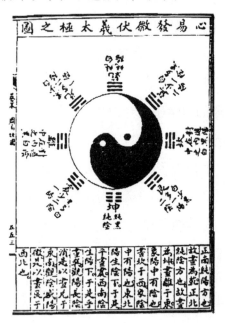

那么,请大家在这张图中先找出儒、道、佛的位置。让我们先来用一个字概括一下儒道佛三家的思想,儒家就是"仁",道家就是"道",佛家就是"空",这都是从三家的本体总结出来的。那么,儒家在这个图的哪个位置?儒家是一种阳刚之气,那么就是阴阳鱼中白色的部分。道家呢?道家是一种阴柔、虚静、无为的自然之美,所以就是黑色的,老子说"知白守黑",这也告诉了我们怎么对待东西方文化，怎么对待中西医结合，就是"知白守黑"，就是一定要了解西医，但一定要守住中医。中国化佛家在哪里呢？是外边一个圈？是中间的两点？是中间的 S 曲线？都对的。你看到了外面一圈，是看到了佛家的空性；看到中间的点，是看到了佛家的中性，印度大乘佛教分两派，其中就有一派叫作中观派，它对中国文化影响很大。但中性不是佛家的独特思想，儒家也讲"中"，讲"中庸之道"，"喜怒哀乐之未发谓之中，发而皆中节谓之和"，"致中和，天地位焉，万物育焉"。那么，道家呢？当然也有中性思想，《老子》第 42 章说："道生一，一生二，二生三，三生万物，万物负阴而抱阳，中气以为和""多言数穷，不如守中。"对于中国文化的理解，梁启超认为中华文化有两大精神，"自强不息"和"厚德载物"，自强不息取自乾卦"天行健，君子以自强不息"，是天之道、阳刚的精神；厚德载物取自坤卦"地势坤，君子以厚德载物"，是地之道，阴柔的精神。这是非常重要的，但我认为除此之外还有一点：中正和谐，简单地说就是阴阳的"中和"。

对于《周易》这个"周"字的涵义解释很多，有周朝、周地、周文王等，但除此之外还有一个意思，就是"周期"。《周易》就是要看出万事万物的周期变化规律。概括来说，三句话可以描述《周易》所讲的内容，第一，宇宙周期变化的大规律；第二，人生知变应变的大法则；第三，人类为人谋事的大智慧。什么叫宇宙？宇是指空间，宙是指时间，这是一个大宇宙，所以在中间能找出你自己的时空来。很多人看过《周易》，总的感觉是看不懂，但我想有两个字大家都看得懂，就是"吉""凶"。既然是讲吉、凶，那不是讲算命、讲结果吗？非也！《周易》的精华是在前边那部分，而不在后面的"吉凶"判断语。前面是"因"，后面是"果"。但前面那部分大多数人看不懂。所以就把周易看作是算命的书，这是中华五千年文化史上第一桩冤假错案。那么前边的"因"告诉了我们什么呢？告诉了我们在这个时空点上，时

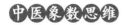

位的特征是什么，到了这个时位，你应该怎么去做。首先告诉了我们特定时位的场景、规律，然后告诉我们怎么去做，最后才是结果。所以说《周易》不但告诉了我们周期变化的大规律，还告诉了我们知变应变的大法则。因此，我们说《周易》不仅仅是预测学，还是行为学。教你怎么去做，如何才出现了吉或凶。这就告诉我们，看到吉的时候，不要得意忘形；看到凶时不要惊慌、恐惧。《周易》不是算命，而是"改命"，或叫"立命"，安身立命。

我们再来看这张图，它共有八条半径，恰好对应八个卦象。这个太极图的最上边全是白的，全是白的半径是乾卦。这个圆心到最下边全是黑的，全是黑的半径是坤卦。然后看左和右，左边这条半径，白黑各半，白外黑内，那么用八卦怎么表示呢？是离卦，离卦外边是阳，里边是阴。看右边，也是黑白对半，但黑在外边，白的在内，所以是坎卦。以上是四正卦，是八卦中最重要的卦。我们再看左下方这条二分阴、一分阳的半径，这表示阳气在生长，这就是震卦，震卦就代表春天。再看左上方这条二分阳、一分阴的半径，是兑卦。再往前走，是阳气最盛的地方，是乾卦，往顺时针方向走看右上方这条半径，是一分阴、二分阳，这是巽卦；再看右下方这条半径，是一分阳、二分阴，这是艮卦。

这有怎么样的意义呢？一年中的周期变化是不是这样呢？冬至马上到了，12 月 23 日冬至，是一年中阴气最盛的时候，黑夜最长，白天最短，是坤卦。但此时阳气也开始回复，走到了离卦的位置，是白天和黑夜一样长，是什么节气？对，春分，3 月 21 日。再走，阳气走到最盛，夏至 6 月 21 日，在乾卦的位置。再走到坎卦的位置，又是白天和黑夜一样长了，是秋分 9 月 23 日。一天，一个月也同样是如此。那么一天之中，什么时候是坤卦所主的？子时（半夜 11 点到 1 点）。什么时候是离卦所对应的？卯时（5 点到 7 点），一天中什么时候阳气最盛？午时，中午 11 点到 13 点（乾卦的位置）。到坎卦这个位置，是什么时候呢？酉时（下午 5 点到 7 点）。一个月中也是如此，四种月相：晦朔弦望。望在乾卦的位置，最下边（坤卦）的位置是晦日，震卦时露出一个月牙，叫朔，（离卦）是上弦月，（坎卦）是下弦月。人生也是如此的，在不同环境是有变化的，周期是不同的，所以学习《周易》是要有悟性的。太极图表达阴阳中和的思想。告诉我们要反向思维，要走中道，走在中间的 S 线上。如果你走到黑的位置身处逆境时，要看到光明。在人生低谷的时候，光明就要到来。你到最低谷也就是坤卦时，马上就是震卦嘛。同样，我们在光明的时候，身处顺境时，也要看到其相对面，产生忧患意识，所以就中国人讲究"中道"，就可以不偏执。两个点是什么意思呢？对于图中两点也有其涵义，白点，为阴中之阳，代表坎卦；黑点，为阳中之阴，代表离卦，交叉并形成一个整体，所以中医针灸讲究交叉取穴、远道取穴。

《汉书·艺文志》说《周易》这本书经历过伏羲、周文王、孔夫子三个圣人，时间上经历了上古、中古、下古三个时代——"人更三圣，世历三古"。伏羲作八卦，在古代历史典籍上都是这样记载的。究竟是不是伏羲作的八卦？到目前为止的考古发现，最早的八卦只有距今约 4500 年左右的，是 2006 年在河南省淮阳县平粮台出土的一个陶片中清晰刻有离卦，当代历史学家李学勤认为这就是最早的八卦。虽然还不到六七千年前的伏羲时代，但不能就此认定伏羲时代根本就没有八卦。你怎么知道没有？说不定哪一天从我们这块土地下面就能挖出六七千年的八卦。如果伏羲作八卦这种传说是成立的，那他就是中华文化的源头和主干。为什么说是源头呢？因为是先有了《周易》，然后有了儒家和道家。孔子、老子离现在两千五百年左右。不但是儒家的孔子作了《易传》，其实老子《道德经》里有很多东西，也是在解读《周易》，比如"反者道之动"，就可以看成是对《易经》物极则反思想的解释。《周易》这本书形成的历史，基本等同于中华文明演进的历史。如果说伏羲作八卦还有更多传说色彩的话，那么周文王演六十四卦应该是真实不虚的。从卦爻辞的用字遣句风格来看，和殷商甲骨文一致，所以史书记载的周

文王演六十四卦是确切的。上海博物馆从香港购回一批战国的竹简，上边清晰的绘有彩色的六十四卦象。《周易》又是中华文化主干，准确地说《易》之阴阳大道是中华文化的主干，因为只有"易"才能统贯儒道禅，《易》是儒道禅三家唯一都信奉的一本书，儒家奉为"五经"之首，道家奉为"三玄"之一，禅宗也信奉《易》，明代智旭大师就写过《周易禅解》。

总而言之，如果把国学比喻为一棵大树的话，伏羲八卦就是树根，也就是中华文化的基因。树干是易、阴阳之道。然后长出三个枝干——儒家、道家、中国化佛家（禅宗）。除这三枝之外，还有一枝是绿色的，也就是现在还在老百姓当中广泛使用的，那就是医家——中医，它汇集了儒、道、佛三家之精华。佛家对中医的影响是在东汉以后，尤其是隋唐时期，它对中医产生了重大影响。如孙思邈《大医精诚》所说："凡大医治病，必当安神定志，无欲无求，先发大慈恻隐之心，誓愿普救含灵之苦。"这里"大慈""普救"，就是佛家的用语。

三、中医与国学的内在关联

说完了国学和《周易》，我们再来谈一谈中医学。在我看来，中医学的价值取向与国学完全相同，都是阴阳中和。中医怎么讲健康呢？其实就是讲阴阳中和，分三个层面：天人合一、人我合一、形神合一，概括起来就是阴阳合一。我认为中医学是对《周易》最好的继承和运用，它运用在了人的生命规律上。天属阳，人属阴，天人合一；从内外角度看，人是阳，我是阴；从主从关系看，我为阳，人为阴，总之是要人我合一；形属阴，神属阳，形神合一。这三个层面和谐了，就健康了。《内经》开篇说："昔在黄帝，生而神灵，弱而能言，幼而徇齐，长而敦敏，成而登天。"《史记·五帝本纪》也有这样的记载，告诉我们每一个人都是生而神灵，弱而能言，幼而徇齐，到第四句"长而敦敏"就区别开了，到"成而登天"区别就更大了。如果你能做到"长而敦敏",那么就不难"成而登天",达到人生的最高境界,度过天年。什么叫养生呢? 养生最核心的是养神,复归于婴儿,保存婴儿时期的那一份天真。老子从中悟出了一个大道理,即做人做事要柔弱、虚静、内敛,而学国学的最终目的也是叫你修心、安心。

我们简单地分析比较一下中、西医学。简单地说,我们中医的治疗是中和、调和性质的;西医的治疗是对抗性的。我有个朋友说:"中医治癌症,只是把癌细胞看成是一个不听话的孩子,不是敌人。"这句话大家可以讨论。其实中西医治疗癌症可以打一个比喻:癌细胞好比毒草,西医治疗是把毒草除去而不改善土壤,所以除掉之后还会长出来;而中医是改善土壤,而不是锄草。不管是采用中药、针灸,还是推拿,实际上都是在激发自愈能力和自我修复能力,根本目的是努力改变土壤。而不是把癌症当成敌人,非得杀灭不可。从这里你也可以看出东西方文化的根本差异。所以说,西方文化是把形神分离的,中医则把人体看成一个整体。我们从宗教的角度来认识一下东西方文化的区别,西方的文化从某种意义上来说就是基督教的文化,无论是基督教、天主教,都信奉上帝,上帝和众人之间有一道鸿沟,众人永远成不了上帝,上帝是唯一的,统领一切,伊斯兰教也同样,信奉的是真主,众人永远成不了真主。但东方文化则不然,我们的儒家说人人可以成为圣人,道家说通过修炼人人可以成为真人,佛家也说人人皆可成佛,佛即是觉悟者。这从某种程度可以看出中西文化、中西医学是完全不同的思维方式。

对于中医学来说,它最精华的是气和象,即气本体和象思维。中医学是原创思维,这种思维是以"象"为模型的,包括气、阴阳、五行。这种思维方法主要是从《周易》来的,太极就是气,最根本的。两仪就是阴阳。四象就是五行,比如说太阳就是五行的"火",太阴就是五行的"水",少阳就是五行的"木",少阴就是五行的"金",那么"土"呢? 土不占四方而统领四方,土不占四时而统领四时,土居中央。如此可以把复杂的问题简单化。气

是什么呢？气是物质？是功能？是能量？是信息？气叫什么没关系，但一定要体会到，这才是重要的。庄子说"通天下一气耳""气聚则为生，散则为死"，天人合一是用"气"，人我合一是用"气"，形神合一也是用"气"，《黄帝内经》说："人以天地之气生，四时之法成。"还讲了六类气：元气、营气、卫气、宗气、脏腑之气、经络之气。我们再来看"象"，气也可以说是象，象不纯粹为一种形。"象"分两类，一类是物象，其实就是形，有形之象；另一类是意象，是无形的，但可感觉到。老子说："大象无形"。《周易》说："易者，象也，象也者，像也。"《周易》就是象，八卦是卦象，中医讲藏象、舌象、脉象、证象、药象等。中国人用的思维就是象思维：阴阳是象，经络是象，脏腑是象。钱学森曾把中医学说成是"唯象中医学"，是十分有见地的。把"象"搞清楚了，中医的问题就清楚了。

四、坚定信心，发展中医

"中医究竟是不是科学？"这个问题其实很好回答。什么是科学？如果把"科学"看成就是现代自然科学，是牛顿力学之后的那种科学，那中医当然不是科学，那种科学必须要满足三个条件，第一是逻辑思维，第二是数学描述，第三是实验验证。中医可以吗？当然不可以。但不能因此说中医不科学，因为科学是有多种形态的、多元的。所以从这个角度来说，中医当然是科学。而我们中医人要做的是不要处处和西医争高低，也不要想方设法、不惜代价来证明自己是"科学"，而是要坚持自己的主体、自己的特色。中医作为一种以象思维、气本论建立起来的医学模式究竟怎么发展？我的观点很简单，就是"坚持主体，发扬优势"八个字，或者称为主体优势发展论。既然大家入了中医药大学的门，就希望能够一直走下去，那么最终就会看到光明。祝大家前途光明，事业辉煌！谢谢！

象数思维方法

论中医思维及其走向①

中医是中华文化的瑰宝，中华文化特有的思维方式决定了中医的本质与面貌。那么在世界三大古典逻辑中，哪一种逻辑能代表中华文化的思维方式呢？古希腊亚里士多德的形式逻辑译介到中国的时代很晚，古印度的因明逻辑只在佛教高层僧侣中习用，因而不可能代表中华文化的思维特征。而中国先秦时代的"墨辩"逻辑，多数学者认为是中华思维方式的代表。其实不然，墨辩逻辑在秦汉以后随着墨学的绝灭而逐渐湮没失传。从墨辩逻辑的本质看，它与形式逻辑、因明逻辑一样是外延性逻辑，即厂概念范畴的理论上遵循同一律，同即是同，非即是非，概念外延确实清晰。这与中国文化思维特征是不尽相符的。

能代表中华文化思维特征的是《周易》思维方式，或言《周易》逻辑。《周易》逻辑是一种不属于外延型的逻辑，它以观象取类、名物取譬的方式来界定概念的涵义，以主客相参的吉、凶、悔、吝为基本的判断形式，以多维、发散、可能、盖然为推理方法。《周易》逻辑从整体上、在运动过程中把握指谓对象的具体存在特质，从时空关系的角度，从事物之间的普遍联系与主体体悟相结合中产生概念范畴，这是一种对指谓对象的全方位把握，就其认识功能而言，较之以平面的静态的却是清晰确定的方法来界定概念的外延型逻辑，是各有千秋，甚至高出一筹的。

整体—对待是《周易》思维的最大特征，取象运数是《周易》思维的重

---

① 原载于《中国中医基础医学》1996 年第 4 期。

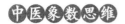

要方法，太极象数是《周易》思维的基本模式。这种思维方式和方法深层次地影响了中医的形成与走向。应该说中医遵循的即是《周易》逻辑，中医的思维模式即是《周易》的思维模式。

认识中医思维模式的特征，对于把握中医的本质，保持并发扬中医优势，弥补中医的不足，纠正当今中医研究的某些误区，都将具有积极意义。

（一）中医思维方法与思维模型

取象运数是中医思维的主要方法，太极象数模型是中医思维所采用的理论模型。

1. 取象运数的思维方法

中医采用据"象"归类、取"象"比类的整体、动态思维方法。所谓"象"指直观可察的形象，即客观事物的外在表现。以《周易》为代表的取象思维的方法，就是在思维过程中以"象"为工具，以认识、领悟、模拟客体为目的的方法。取"象"是为了归类或类比，它的理论基础是视世界万物为有机的整体。取象比类即将动态属性、功能关系、行为方式相同相近或相互感应的"象"归为同类，按照这个原则可以类推世界万事万物。

中医即采用这种方法，又称"唯象"的方法。中医在分析人的生理功能结构时，将人体脏腑、器官、生理部位和情志活动与外界的声音、颜色、季节、气候、方位、味道等按功能属性分门别类地归属在一起。《素问·五脏生成》曰："五脏之象，可以类推。"如心脏，其基本功能是主神明、主血脉，宇宙万物中的赤色、徵音、火、夏、热、南方、苦味、七数、羊、黍、荧惑星等均可归属于心。五脏均以此类推。这种取象的范围可不断扩展，只要功能关系、动态属性相同，就可无限地类推、类比。如果客体实体与之发生矛盾，那么也只能让位于功能属性。中医有一个"左肝右肺"的命题，历来争议很大。肝在人体实体中的位置应该在右边，为什么说"左肝"呢？其实这是从功能、动态属性上说的，肝有上升、条达的功能，故与春天、东方等归为一类，东方即左边。同时这个方位又是太极象数模式的方位（详见下文）。

中医在对疾病的认识上，也是据象类比的。中医重"证"不重"病"。将各种病症表现归结为"证"。如眩晕欲扑、手足抽搐、震颤等病症，都具有动摇的特征，与善动的风相同，故可归为"风证"。中医"同病异治，异病同治"的原则，就是根据动态功能之"象"类比为"证"而制定的。因此，有些病的病因症状相同，却分属不同的"证"；有些病的病因症状不同，却归为同一"证"。关键在于是否有相同的病机，而不取决于症状或病因。例如慢性腹泻、脱肛、子宫下垂这三种不同的疾病，其症状（象）不尽相同，发病的原因也不同，但它们的病机（动态功能）都有可能属于"中气下陷"，故可归为同一"证"，都可采用补中益气汤法治疗。

中医以"象"建构了天人相合相应、人的各部分之间相合相应的理论体系，取象可以不断扩展，没有范围限制。这种"象"已经超出了具体的物象、事象，已经从客观事物的形象中超越出来，而成为功能、关系、动态之"象"。由静态之"象"到动态之"象"，使得无序的世界有序化，使得人体与宇宙的关系有序化。

所谓运数思维，就是以"数"为思维工具来把握客观世界。值得一提的是，运数之"数"实质上就是"象"，它并不偏向于定量，而是偏向于定性。

《素问·金匮真言论》将五脏中肝、心、脾、肺、肾与八、七、五、九、六相配，这是依河图五行成数配五脏，木的成数为八，火的成数为七，土的成数为十（生数为五），金的成数为九，水的成数为六。中医理论中"五"脏、"六"腑、"十二"经脉、奇经"八"脉、"十二"经别、"三"阴"三"阳、"五"运"六"气、"五"轮"八"廓、"六"淫"七"情、"三"部"九"候、"八"纲辨证、"八"法、"四"气"五"味、"五"腧穴、"八"会穴、灵龟"八"法、飞腾"八"法等，均是运数思维的体现，其数字虽带

有量的规定，但主要是为了表性，"数"与其说成"数"，不如说成"象"，同时也是为了满足象数思维模式的需要。在后世的发展中，中医理论大量吸收了天文、历法、卦爻的知识和框架，扩大取象范围。《灵枢·阴阳系日月》将十二经脉与十二月相配，《素问·阴阳别论》曰："人有四经十二顺（从）……四经应四时，十二顺（从）应十二月，十二月应十二脉。"杨上善进一步解释道："四经，谓四时经脉也。十二顺，谓六阴爻、六阳爻相顺者也。肝心肺肾四脉应四时之气，十二爻应十二月。"《黄帝内经太素·阴阳杂说》在诊断辨证学说中，无论是脉诊、舌诊、眼诊、尺肤诊，都遵循全息元的八卦结构规律，依此规律可取象比类。《伤寒论·伤寒例》提出外感病决病法，直接以四时、八节、二十四节气、七十二候观测外感病，以乾坤阴阳爻的消长取象比类说明一年四时阴阳变化规律及外感病发病规律。而运气学说、子午流注则是将天文历法之"象"与人体生理、病理综合研究的代表，是"天人合一"思想的具体体现。

2. 太极象数思维模型

取象运数的思维方法是和太极象数思维模型分不开的。中医遵循以《周易》为代表的思维范式，即程式化、固定化、符号化的太极象数模型。具体地说又可以分为以下模型：

（1）阴阳模型

中医认为人体和宇宙世界万物一样充满"阴阳"对立统一关系。"阴阳者，天地之道也，万物之纲纪，变化之父母，生杀之本始，神明之府也。"（《素问·阴阳应象大论》）

"阴阳"阐释人体组织结构：上部、头面、体表、背部、四肢外侧为阳，下部、腰腹、体内、腹部、四肢内侧为阴；六腑为阳，五脏为阴；手足三阳经为阳，手足三阴经为阴；气为阳，血、津液为阴。五脏按部位、功能又可分阴分阳，每一脏腑又分阴分阳。阴阳可层层划分。"阴阳"运用以阐释人体生理功能、人体病理变化、疾病的诊断辨证、治疗原则以及药物的性能等。阴阳的对立制约、互根互用、消长平衡及相互转化用以阐释人体生命现象的基本矛盾和生命活动的客观规律以及人体与自然相应的整体联系。阴阳模型是中医的最基本模型。在此基础上，进一步发展为三阴三阳。三阴三阳用以阐释经络，手足分别配以太阴、阳明、少阴、太阳、厥阴、少阳，共十二经脉，三阴三阳有开阖枢的序次和功能。三阴三阳还指伤寒热疡病邪侵入经络以后的传变次第、地球公转形成的气候周期（主气）、日月星等天体运动变化形成的气候周期（客气）。

《内经》中还有四阴阳说，《灵枢·阴阳系日月》将心、肺、肝、肾分别称为"阳中之太阴""阳中之少阴""阴中之少阳""阴中之太阳"。加上脾为"阴中之至阴"，实为五行模型。

（2）五行模型

中医把五行作为人体与事物的归类及相互联系的模型，体现人体的功能分类及生克乘侮、亢害承制的变化规律，并用以解释人体生理、病理现象，用以说明诊断、辨证和治疗原则。

在五行模型中，五行与五脏的配属为中心，五行是个纽带，将器官（五官）、形体（五体）、情志（五志）、声音（五声）以及方位（五方）、季节（五时）、颜色（五色）、味道（五味）、生化（五化）等纳入其中，以此说明人与自然的统一性、人本身的整体性。

五行的生克乘侮是事物联系、人体功能活动联系的法则。五行相生、相克说明脏腑之间资生与制约的联系，五脏中每一脏都具有生我、我生、克我、我克的生理联系，这种联系把五脏构成一个有机的整体。病理上相生代表母病及子、子病犯母的传变过程，相克代表相乘（相克太过为病）与相侮（反克为害）的传变过程。五行模型还广泛地用于诊断、治疗等方面。

五行模型是中医最基本模型，它与阴阳模型互为补充、互为印证。

（3）河洛卦象数理模型

《内经》已开始用河洛数理模型构建人体生理、病理现象。《灵枢·九宫八风》直接将洛书八卦与脏腑配合，以九宫八卦占盘作为观察天象、地象及人体、医学的工具，将八卦八方虚风与病变部位有机对应，以文王八卦作为代表符号，表示方位（空间），显示季节物候（时间）变化特征。后世基本依据这种配属关系。再如上文所言《素问·金匮真言论》中，"八、七、五、九、六"配属五脏，乃是河图中五行之成数。

"左肝右肺"除上文所述是取动态、功能之"象"，同时还是遵循后天八卦模式中的方位规律，并不是指形体上的解剖位置。

十二经络的形成也与卦爻模型有关。马王堆汉墓帛书记载的经脉还只有十一条（见《阴阳十一脉灸经》《足臂十一脉灸经》），并且还没有完整的"手足""阴阳"的名称。从马王堆帛书到《内经》，从十一脉发展到十二脉，《周易》六爻模型起了一定作用。

运气学说更是遵循河洛卦爻模型，《素问·五常政大论》除"五运平气之纪所应"之数为河图生成数外，还将五脏病变与洛书九宫数相联系。

后世如《伤寒论》、《千金要方》、《素问》王冰注、金元四大家、孙一奎《医易绪余》、张介宾《类经图翼》、邵同珍《医易一理》、何梦瑶《医碥》、唐宗海《医易通说》等都直接或间接运用或发展了这个模型。

以上模型其实是同源、同质而且同构的关系，只是有的偏于表数理（如河洛模型），有的偏于表关系（如五行模型），有的偏于表方位和时间（如八卦模型），有的偏于表分类（如阴阳模型），把它们综合起来可称为"太极象数统一模型"。

（二）中医思维的特征及其走向

中医思维的特征主要表现在以下方面：

1. 重整体、类比，轻个体、分析　中医不但将人本身各部分之间看成一个整体，而且将人与自然看成一个整体。这就是所谓的"人身小宇宙，宇宙大人身"。在这个理论基础上采用类比、类推的方法，将人体各部分与外界各事物融为一体。对人体各部分不做个体的、深入的分析，对人与外界事物为什么"合一"、怎样"合一"不进行具体的分析，只重视在模型范式上的归类"合一"。中医对疾病的认识也体现这一特点。如"龋齿"，甲骨文中已有文字记载，说明"虫"是病原、病因，后来从整体上考察，认为胃热、虚火是其病因。

2. 重动态、功能，轻实体、结构　中医类比之"象"是动态、功能之"象"。中医很多概念只代表功能，不一定非有实体结构。《灵枢·阴阳系日月》说："阴阳者，有名而无形。""阴阳"已从"日月"的实体意义抽象为动态范畴，是泛指，指事物的共性，而不是指具体事物的形体。中医"脏腑"概念绝非指生理解剖意义上的实体结构，而是指功能相同、时空节律形态具有同步性、全息性的一组动态结构。"左肝右肺"绝非指肝在左边，肺在右边，而是指"左"与"肝"具有上升的阳性功能，"右"与"肺"具有下降的阴性功能。"左"与"右"的动态功能由太极象数模型的规定性所决定。

3. 重直觉、体悟，轻实证、量化　直觉体悟是中国传统的认知方法，中医对人体生理、病理的认识体现了这一特点。藏象、经络学说主要是通过直觉体悟感知的。脏腑的生理结构与人体实际解剖部位并不相同，说明其不是由实证方法得出的。经络主要是循经感传的认知固化的产物。中医在诊断、辨证上更体现了这一特点。望闻问切四诊是一套由表知里的诊断方法，通过对脏器经络的功能性变化的感知，把握疾病发生原因、病变机理。与西医运用仪器、直接从病变部位摄取质方面的材料来把握病变机理的实证、量化方法有所不同。中医诊断辨证有高明与低劣、正确与错误的差异，主要取决于认知主体——医生认知、感悟能力的高低，中医尚缺乏一套具有量化规定性

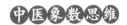

的诊断标准。

4. 重程式、循环，轻创造、求异 中医理论体系从本质上说是一种程式化的体系。从生理学说看，早期是从解剖实体形态出发认识脏腑的，如古文《尚书》《吕氏春秋·月令》均认为脾属木、肺属火、心属土、肝属金、肾属水（参见孔颖达《礼记正义疏》），而今文《尚书》和《内经》则从功能出发，确定了肝木、脾土、心火、肺金、肾水的模式，并一直沿用下来，成为中医生理的最基本框架。经络的定型同样也是程式化的产物。中医诊断、辨证也可以说是程式化的，如面部诊、寸口脉诊、尺肤诊、舌诊等，其与内脏相对应的部位排布均是依准后天八卦结构规律，笔者提出一维和二维的八卦全息结构模式。再如八纲辨证、六经辨证，主要是遵循阴阳模式。注重程式、模型，注重循环往复，必将导致创造性、求异性的缺乏，几千年来中医的理论基本没有突破。

中医思维与西医思维大异其趣。中医注重整体、功能、直觉的思维方法，西医注重分析、结构、实证的思维方法。方法论的不同说明本体论的差异。西方形成并遵从"原子论"的传统，认为原子是世界本原，有限、有形的原子构成物质及其运动，运动的根源在原子的外部，原子与原子之间是间断的、虚空的，要认识"原子"，必须采用分析、还原的方法，由此发展出十七世纪以机械自然观为背景的西方近代实证科学。在对生命的认识上，由古希腊四体液学说，到19世纪30年代德国科学家发现细胞，并逐渐发展为以细胞学说为基础的近代生理学、病理学、诊断学和治疗法，直到进入当代分子生物学，医学从细胞水平进入分子水平。统观这个过程，其实都是在运用分析、实验、还原的方法，探求构成物质、生命的最基本元素。

中国则形成并遵从"元气论"的传统。从《周易》、道家到中医无不讲"气"。"气"是世界本源，"气化"运动是事物发展变化的源泉，这种运动是"气"内部的相互作用。"气"是连续不断、流动有序的，是介于有形有状的粒子与无形无状的虚空的中间状态，可双向转换。中医在对待人的生命时，即从"气"入手，"气"既是生命的最小物质又是生理动态功能。"气"的生命本体观必然导致整体性、功能性、直觉性、程式化的方法论。

从思维方法上说，中西医各有利弊。西医采用纵向的、机械的、还原分析的方法，导致对人的认识从器官、组织、细胞到 DNA、RNA、基因，然而这种方法隔离了人体原有的横向联系，逐渐削弱了生命系统的整体功能，注重生命微观的纵深探讨，忽视生命宏观的整体把握，因而应该说还没有真正认识生命。

中医采用横向的、有机的、整合的方法，一开始就没有走向机械、分析之路，认为人不是个可以不断分割的机体，是个有机的、开放的系统，人体内小时空对应体外大时空，对应大宇宙的天时、物候、方位及万事万物。从整体、宏观、动态、联系上认知生命，是中医的强项，也无疑是生命科学的大方向。但也不能不看到中医不重量化、不重分析所带来的负面效应，生理病理上细节不清、结构不明、定量不够，诊断辨证上带有较大"艺术性"、模糊性，理论框架的万能化甚至僵化，造成了中医发展的缓慢，造成了中医与现代科学的隔阂。现代中医所面临的关键问题是，应该在继续把握宏观、整体、动态认知生命的大方向前提下，探讨怎样弥补微观、分析、形态方面先天不足的问题。具体地说就是继承整体性，强化分析性；继承动态功能性，强化形态结构性；继承主观性、直观性，强化客观性、逻辑性；继承求同性，强化求异性。中医的重点应放在后者，相对地说，西医的重点应放在前者。在思维方式的层面使中西医达到一种最佳配置上的调节，实现形而上意义上的中西医结合，这无疑是中医发展的走向，也是实现中医现代化的前提。

"象数"与"义理"新论①

《周易》是中国最古老最重要的典籍之一，历代对《易》的诠释方法多样、观点不一。《四库全书总目提要》将易学分为两派六宗，其中占卜宗、机祥宗、造化宗可归入象数派，老庄宗、儒理宗、史事宗可归入义理派。象数派和义理派成为易学研究的两大学派，象数和义理成为易学的组成要素。传统一般认为：象数派和义理派是截然对立的，象数与义理也是难以相容的。我认为这种观点负面影响了对易学本质及易学哲学的客观认识和深入研究。本文旨在对这一问题做一探讨。

一、象数为《周易》之本，义理为《周易》之用

在《周易》中，象数主要指卦爻象和阴阳奇偶之数，义理主要指卦爻辞和十翼（经、传）的文义和道理。

"象"是《易》的根本，"象"是《易》的代称。《左传·昭公二年》有"见《易象》与《鲁春秋》"的记载，其中"易象"即指《周易》，孔颖达疏："《易》文推衍爻卦，象物而为之辞。故《易·系辞》云'八卦成列，象在其中'，又云'易者，象也'，是故谓之《易象》。"（《左传正义》）《系辞下》曰："易者，象也；象也者，像此者也。"揭示了《周易》的本质特征。

关于卦爻象数的起源和时代，说法不一。传统认为伏羲作八卦，文王演为六十四卦，而《易传》则为孔子所作，这就是《汉书·艺文志》的所谓

① 原载于《哲学研究》1995 年第 10 期。

"人更三圣，世历三古"说。对此后世陆续有人否定。据《周礼·春官·宗伯》记载："（太卜）掌三易之法，一曰连山，二曰归藏，三曰周易。其经卦皆八，其别卦皆六十有四。"连山、归藏、周易分别为夏、商、周之易，可能八卦、六十四卦在三代即形成，而《连山》《归藏》均已失传，对其卦象与《周易》卦象是否相同已不可考。从近代陆续出土的周初文物发现，周初已有六十四卦。六十四卦象的产生可能比现存《周易》卦爻辞早，一者上三代之易中已有连山、归藏的卦象，二者从《左传》《国语》记载的筮例中有的卦爻辞与今本不尽相同，可知《周易》卦爻辞的定型是晚于卦爻象的。

卦爻象数符号是因何而作的呢？对此主要有两种观点，一种认为因占筮而作，一种认为因义理而作。前者认为《易》是占筮书，卦爻象自然是为卜筮而设；后者认为《易》是哲学书，卦爻象是为义理而设。从人类文化形成史看，人类文化是从巫术文化向人文文化发展的，卦爻象的产生是在巫术文化时代，理当是为卜筮需要而设的，然而同时它又是表情达意的，《系辞上》说："立象以尽意，设卦以尽情伪，系辞焉以尽其言。"朱熹解释道："言之所传者浅，象之所示者深。"（《周易本义》）为了深刻地"尽意""尽情伪"，所以设卦立象。

卦爻象数的内涵——义理，是由卦爻辞、《易传》逐渐揭示的。我认为卦爻辞和卦名是对卦爻象数的第一次解释。有人将卦爻辞也归入象数，称为"卦辞之象""爻辞之象"，如宋项安世说："凡卦辞皆曰象，凡卦画皆曰象。"（《周易玩辞》）本文不同意这个观点，卦爻辞和卦名只是偏重于从取象角度即揭示卦象的象征意义来表情达意的，卦爻辞包括自然变化之辞、人事得失之辞和吉凶占断之辞，已涉及鬼神崇拜、人生态度、伦理观念和世界观。朱伯崑先生认为卦爻辞反映了：天道和人事具有一致性、人的生活遭遇可以转化、对人的行为进行劝诫的世界观（《易学哲学史》）。可见卦爻辞已开始从哲理角度对卦爻象数进行诠解。至于"卦名"，同卦爻辞的内容有一定的联系，

或从象征物象，或从象征事理给卦象命名，是卦名作者对卦象的解释。

实际上卦爻象数符号在其制作成型过程中已隐藏着作者的理性思维。从六十四卦系统看，阴阳爻奇偶对立二画经过六次排列组合成为六十四个不重合的卦象（$2^6 = 64$），六十四卦为三十二个对立面，六十四卦的卦序"二二相偶，非覆即变"，以乾坤为首、既未济为尾，蕴含深刻哲理。《系辞下》在说明卦象产生时说，八卦是仰观俯察，宏观考察了天文、地理、人事后产生的"以通神明之德，以类万物之情"。卦爻辞只是开始初步涉及这种哲理，还带有浓厚的宗教巫术色彩。

作为第二次系统诠释卦爻象数和卦爻辞的《易传》，使易象数开始由迷信转化为理性、由宗教转化为哲学。当然，《易传》的义理还没有彻底从宗教迷信中摆脱出来。朱伯崑先生曾反复强调《易传》中有两套语言，一套是哲学语言，一套是筮法语言，这是很有见地的。《易传》的最大贡献就是其哲学语言，它将卦象所蕴含的哲理做了挖掘，并以此为基础加以发挥。《周易》卦象被看成是认识世界万物的本性及其变化规律的最高"义理"，《系辞上》曰："《易》与天地准，故能弥纶天地之道。"《易》曰："范围天地之化而不过，曲成万物而不遗，通乎昼夜之道而知""夫易，广矣大矣……以言乎天地之间则备矣！"《易传》借用卦爻象，又吸收了儒、道、阴阳各家的观点，将《易》之哲学义理发挥得十分高妙。

《周易》卦爻象数是《周易》的根基和出发点，而涵括占筮与哲学的义理则是其功用与归宿。卦爻象数用之于论吉凶悔吝，则其义理具有占筮色彩；用之于论天道人事，则其义理具有哲学色彩。"象数"是《周易》象征的符号模式，"义理"是《周易》象征的巫术、哲理的内涵。"象数"是外显的，但其"义理"却是隐含的。"象数"和"义理"体用合一，不可割裂。

二、象数派与义理派的偏向与互补

象数派和义理派的真正形成是在汉魏时期。西汉孟喜创卦气说，以六十四卦配四时、十二月、二十四节气、七十二候，使八卦之象、奇偶之数与气候变化相配合，以解释《周易》原理，说明阴阳灾异。京房创八宫卦说，将六十四卦按八宫次序重新排列，各宫分为上世、一世至五世、游魂、归魂八个卦，各配以天干，每卦六爻各配以地支，八宫卦爻又与五行相配，以解《易》，将《周易》筮法引向占候之术，完成了汉代象数派的基本体系。

西汉末年，谶纬流行。《易纬》将孟、京卦气说，汉代阴阳五行说和董仲舒今文经学的神学目的论融为一体，将《周易》神秘化、理论化，提出九宫说，八卦被配上九数（五居中不配卦）、分居九位，再配上五行、十二月节气以及五常之品德。《易纬》还提出爻辰说，按六十四卦次序，每对立两卦共十二爻配十二辰，代表十二月，以之计算年代、解说《周易》。《易纬》经郑玄的发挥更加完备、烦细。汉末荀爽创乾升坤降说，以爻位升降解说《周易》；虞翻主卦变说，以卦变、旁通、互体、半象解说《周易》，成为汉象数解易的代表。汉易至此，已走向繁杂、琐碎之途。

魏晋王弼一反象数派解易之风，主张"得意忘象"，创义理派，以老庄玄学观点解《易》，重视无形的义理，鄙视有形的象数。至此象数、义理两派正式分途。

唐代易学以总结前人成果为主。孔颖达《周易正义》偏于义理，李鼎祚《周易集解》偏于象数。前者采王弼、韩康伯注，推崇玄学义理，又兼采京房、郑玄象数派易注；后者汇集汉易虞翻、荀爽等三十余家象数派注释，亦兼采王韩义理派注释。

宋代象数派代表陈抟、邵雍，推崇河图、洛书，宣扬卦变说，倡导先天学，使象数学发生重大变化，无论是内容还是形式都与汉象数学大异其趣。不仅以此解易，而且多在发明、解说宇宙形成、变化及构成模式，探求天地万物本原和规律。作为宋学主流的义理学派，因易以明道，程颐易学以"天理"为最高范畴，奠定了宋明理学的理论基础；张载易学以"气"为最高范

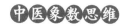

畴，创立气学派。南宋朱熹、杨万里、杨简分别从理学、史学、心学角度对《易》加以推阐，使宋易义理派成为一股强劲的学术潮流，历元明而不衰。元明清易学基本上是对汉、宋象数派和义理派的延伸、发展。

那么，是否象数派与义理派相互对立而截然分流呢？事实并非如此。汉代象数派，言卦气、纳甲、八宫、五行、爻辰、卦变，仍有哲学义理方面的意义。卦爻象数被看成是涵括了自然界和人类社会的世界模式，通过卦气说，建立起一个以阴阳五行为框架的宇宙哲学体系，在宣扬天人感应、占候之术的同时，也阐述了《周易》变易之理，初步探讨了世界的普遍联系、世界的本原及发生变化的规律。

宋代象数学创造了新的象数形式，其目的正是为了阐述义理。象数将宇宙万物包括天文、气候、乐律、历法、地理、丹道、人事等巧妙、和谐地融汇其中。周敦颐对太极图的解说，为儒家宇宙论提供完整的体系，提出了修养成圣的理论方法，为新儒家的奠基之作。邵雍的先天象数学，阐述天地万物的生成变化，并以此为"心法"，由个人之心推及宇宙之心；他创造的"元会运世"的运算方法，实在说明宇宙历史的周期变化。邵氏以其象数学为中心，推衍出一套关于宇宙运动变化的哲学体系，成为新儒家代表人物之一。

再看义理派。王弼倡义理，是不是彻底推翻象数呢？历史上有"王弼扫象"一说，其实王弼并未"扫象"，而是"忘象"。他强调的只是不要机械地、支离地去寻找一字一词的卦象依据，而是要透过卦象从整体上寻找深刻的义理，从而揭示卦爻象及卦爻辞的真正内涵。他反对强求卦象以附会《周易》经义，而认为卦象的象征意义是特定的，其象征的事物是广泛的，"是故触类可为其象，合义可为其征"（《周易略例·明象》）。如乾为健，其义不可改，但乾既可象天，又可象马、君、首，只要符合"健"义，则可触类而取。他强调的是卦象的象征意义而不是象征物象。他不仅没有抛开《周易》

卦爻象数，而且还发明了很多象数条例，然后借此阐明自己的玄学义理。如"一爻为主"说，认为一卦六爻中有一个为主的爻，即"卦主"，具体地说有"一阴主五阳""一阳主五阴""主卦之主""成卦之主"，并从解释筮法推导出"一以统众"说，认为"一"是天地万物的根本原理，"一"就是"无"。再如"初上不论位"说，认为任何一卦初爻与上爻均无确定的阴阳本位，均不言"得位""失位"，由此引申出事之终始先后，有时为阳，有时为阴，不是固定不变的，即"尊卑有常序，终始无常主"。他还借解乾、坤两卦，提出"乾坤困形"、乾健坤顺为天地之德行的观点；借解"大衍之数"提出以不用之"一"为太极、为"无"的本体观。可见王弼不是"扫象"，而是揭示并发挥"象"的义理。

宋代义理派代表程颐就"象"与"理"的关系提出了一个著名的命题："体用一源，显微无间"（《伊川易传·序》），认为"理"是《易》之体，"象"是《易》之用；"理"是隐微的，"象"是显著的，两者不可分离，交融为一。主张有"理"而后有"象"，由观览其"象"而领悟其"理"。并在解《易》卦爻象及卦爻辞的基础上提出其博大的理学思想，他唯一的哲学著作就是《程氏易传》。尽管本文不赞同"理"为"体"、"象"为"用"的观点，但程氏体用合一、不可分离的观点是极有见地、应充分肯定的。

集宋代理学之大成者朱熹则是综合"义理"与"象数"的典范。他认为"易只是一个空底物事"，"古人淳质、初无文义，故画卦爻以开物成务"，"易本卜筮之书……想当初伏羲画卦之时，只是阳为吉、阴为凶，无文字……后文王见其不可晓，故为之作象辞。或占得爻处不可晓，故周公为之作爻辞。又不可晓，故孔子为之作十翼，皆解当初之意"（《语类》卷六十六），以上均指出卦爻象数为先，本为占筮而设，后世逐渐从卦爻象中讲出一番哲理来。他还说："先见象数，方得说理，不然，事无实证，则虚理易差。"象数为先，义理为后，从《易传》开始"犹就卜筮上发出许多道理"，"反复都就占

筮上发明晦人的道理"。他还认为"卦爻阴阳皆形而下者,其理则道出"。卦爻象数为形而下之器,义理为形而上之道。他在《易九赞》提出:"理定既实,事来尚虚""稽实待虚,存体应用。"以卦爻象所说之理为实,卦爻象所说之事为虚。卦爻象具有抽象意义(理)和具体意义(事)。应该掌握卦爻之抽象之理,从卦爻象辞的个别事项中归纳出类义理——抽象义理。从理本论立场出发,朱熹又认为"有是理则有是象,有是象则其数便自在这里"(《语类》卷六十七)。他认为先有阴阳之义理,后有《周易》象数,赞同程颐理为体、象为用的观点,认为"先体而后用",体现了理学派易学的特征,也表现了对"象数""义理"关系的矛盾认识。

就融合"象数""义理"而言,较早倡导者是北宋司马光,他在《温公易说·易总论》中说:"或曰:圣人之作易也,为数乎?为义乎?曰:皆为之。二者孰急?曰:义急,数亦急。"南宋王应麟继承此说,提出:"然义理、象数,一以贯之,乃为尽善。"(《困学纪闻》卷一)

综上,汉魏以后易学"象数""义理"的发展是不平衡的,象数派偏象数,重在发明各种象数体例;义理派偏义理,重在宣扬各自的哲理、伦理思想。虽如此,然均是"偏向"或没有"偏废",言象数者未废义理,言义理者未废象数,至宋代已出现合流、互补趋势,只是元明清直至近代未能很好地发扬这一传统。从本质上看,无论是象数派还是义理派,实际上都是在假借象数阐发义理,即"假象以寓意""假象以明理",只不过各自假借的"象数"、阐发的"义理"有所不同而已。

三、"象数""义理"概念的动态属性及易学的基本特征

"象数""义理"是个动态的概念,在不同时期、不同学派中涵义有所不同。本文将"象数"的基本特征限定为符号、数量及图式,将"义理"的基本特征定义为阐释《易》的文义和道理。

在《周易》经文中，"象数"指卦爻符号和奇偶之数。《左传·僖公十五年》载："龟，象也；筮，数也。物生而后有象，象而后有滋，滋而后有数。"首次提出"象""数"的概念和说明"象"与"数"的关系。由于卦爻象数是出于占筮及"通神明之德""类万物之情"的需要而制作的，因此为以后占筮、哲理的说解提供了最佳范式，成为占筮、哲理两大流派的原点。

《周易》经文的"义理"是通过卦名和卦爻辞表现的，主要阐发卦爻象数所象征的物象、事理和吉凶悔吝，因而其"义理"以占筮之理为主，兼含哲理观念。

《易传》的"爻位说"是对卦爻象数体例的最大发明，重在说明占筮吉凶之理。同时又开始因之而阐明哲理。《系辞传》则重在借象数而论宇宙变易之哲理。总的说，《易传》的"义理"以哲理为主、占理为辅。

汉代"象数"已不是单纯的卦爻象和卦爻数，而是指融合了四时、十二月、二十四节气、七十二候及天干、地支、五行在内的新的卦爻象数系统，其"义理"则以阐述天文、物候、阴阳灾异为主。

魏晋"义理"指老庄玄学之理，对"象数"发明了"一卦为主"等体例。

宋代图书学派之"象数"主要指河图、洛书、太极图、先天图、后天图等易图象数系统，其"义理"指由此而阐发的宇宙的本原、生成及变化规律。义理派的"义理"主要指理学思想体系，在"象数"上没有多少发明。

近代有人借"象数"符号阐发天文、物理、数学，赋予"象数"符号以科学的"义理"。这种借象论理的学风是易学的传统。正如《四库全书总目提要》所言："易道广大，无所不包，旁及天文、地理、乐律、兵法、韵学、算术，以逮方外之炉火，皆可援易以为说，而好易者又援以入易，故易说至繁。"

综上所述，可以看出，与其将易学分为象数、义理两派，不如分为"占

筮""哲理"两派。因为象数和义理是体用关系，不可割裂，而由象数说明、阐发的义理却有"占筮"与"哲理"的分途。至于其他支派从目的和用途上均可笼统归属于这两大派。

象数与义理的体用合一，符号系统与文字系统的信息互换，使《易经》成为一部世界上独一无二的古代典籍，使易学成为一门"广大悉备，无所不包"，整合了天道、地道、人道的宇宙变易之学。

以象数为体，以义理为用；以象数为形式，以义理为内涵，是易学的基本特征。当代易学研究中出现的所谓"象数易""义理易"及"科学易""人文易""哲学易""占筮易"等概念都是不符合易学这个基本特征的。将象数和义理分割开来，舍弃一面，单论另一面，都不是易学。现代易学的主要任务应该是从整体上去研究这种符号系统与文字系统所阐发的"易道"。"易道"的外延极广，说明其内涵极小，可以从易学思维方式、价值理念、人文精神角度去揭示"易道"的宇宙论、方法论、价值论意义。

象数范畴论①

象、数、辞是《周易》经文构成的三大要素。作为符号系统的象数与作为文字系统的卦爻辞，两者的互补、互换共同构成了《易经》。就其形成而言，"象数"早于卦爻辞，"象数"是卦爻辞的依托和出发点，卦爻辞可看成是"象数"的解释系统。到了《易传》，"象数"（卦象爻数）系统没有改变，"辞"系统则发生了质的改变。"象数"是易学的基础或先导，随着"辞"的解释系统的不断丰富和嬗变，"象数"的内涵也逐渐增加，"象数"范畴的性质也随之发生改变。"象数"范畴总的嬗变路径是筮法范畴—易学范畴—哲学范畴。

虽然"象""数"对称，最早见于《左传·僖公十五年》"龟，象也；筮，数也"，"象数"两字连用出现在汉代，但"象数"的初始意义——龟象与筮数的形成年代则可上溯到《易经》以前的远古时代。据考古材料显示，占卜法至迟在公元前3000年就相当盛行；筮法则很可能与卜法同时，夏代的筮法已相当成熟。笔者在拙文《卦象爻数源流考》（载于《中国哲学史》1997年第4期）中对兆象与筮数、卦象与爻数做了系统考证，说明"象数"最早是一个筮法范畴。"象数"作为一个介于占筮与哲学之间的易学范围，主要体现在《易传》中；作为一个哲学范畴，则主要成熟于汉后易学（《易传》已经开始）；同时，在汉后术数家眼中，"象数"仍是一个筮法范畴。

---

① 原载于《周易研究》1998年第4期。

一、《易传》中的"象数"

"象"是《周易》重要的构成因素，甚至成了"易"的代名词。这一点先秦文献中已有论及。《左传·昭公二年》记载"见《易象》与《鲁春秋》"，其中"易象"就是指《周易》。孔颖达在此句下疏："《易》文推衍爻卦，象物而为之辞……是故谓之《易象》。"

对《周易》"象""数"进行全面阐释的是《易传》（即《十翼》）。《易传·系辞》明确提出"易者，象也"的命题。经统计，《易传》中"象"出现485次（如除去《象辞传》中"象曰"之"象"则为42次），"数"出现15次。在《易传》七种中的分布如表1：

表1 "象""数"在《易传》七种中的分布

	彖传	象传	文言传	系辞传	说卦传	序卦传	杂卦传	合计
象	3	443	0	39	0	0	0	485
数	0	1	0	11	3	0	0	15

《易传》中"象"的意思主要有三种：

1. "象"为卦象。如：

顺而止之，观象也。（《剥·彖辞》）

圣人设卦观象系辞焉。（《系辞上》）

是故君子居则观其象而玩其辞。（同上）

极其数，遂定天下之象。（同上）

圣人立象以尽意，设卦以尽情伪。（同上）

象者，言乎象者也。（同上）

成象之谓乾，效法之谓坤。（同上）

是故夫象，圣人有以见天下之赜，而拟诸其形容，象其物宜，是故谓之象。（同上）

以制器者尚其象。（同上）

八卦成列，象在其中矣。（《系辞下》）

象也者，像此者也。（同上）

是故易，象也；象也者，像也。（同上）

八卦以象告，爻象以情言。（同上）

2. "象"为物象，为卦所象征的万事万物之象（事象、物象）。如：

（小过）有飞鸟之象也。（《小过·象辞》）

在天成象，在地成形。（《系辞上》）

是故吉凶者，失得之象也；悔吝者，忧虞之象也；变化者，进退之象也；刚柔者，昼夜之象也。（同上）

见乃谓之象，形乃谓之器。（同上）

是故法象莫大乎天地……悬象著明莫大乎日月。（同上）

天垂象，见吉凶，圣人象之。（同上）

仰则观象于天，俯则观法于地。（同上）

3. "象"为取象、象征。如：

鼎，象也。（《鼎·象辞》）

拟诸其形容，象其物宜。（《系辞上》）

大衍之数五十……分而为二以象两，挂一以象三，揲之以四以象四时，归奇于扐以象闰，五岁再闰，故再扐而后卦。（同上）

天垂象，见吉凶，圣人象之。（同上）

易者，象也；象也者，像也。（《系辞下》）

象事知器，占事知来。（同上）

《易传》言"象"三层意思之间是有机结合在一起的，"卦象"是核心，"取象"是方法，"事象""物象"是"卦象"所象征的对象。

如果从"象"的词性上分析，"象"分两类，即作为名词的"象"和作

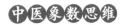

为动词的"象"。

（1）作为名词的"象"包括卦象、爻象及卦爻所象征物象、事象，进而指一切现象、形象，即有形可见的具体器象和虽无形可见但可以感受的现象。《周易·系辞》说："见乃谓之象，形乃谓之器。"可"见"之"象"与有"形"之"器"，都称为"象"。

（2）作为动词的"象"，通"像"，为象征、比拟。指《周易》用卦爻等符号象征、模拟自然变化和人事吉凶。《周易·系辞传》所说的"是故易者，象也；象也者，像也""象其物宜""圣人象之"，其中的"象"（加着重号者）皆作动词讲。《系辞传》还提出"法象"一词，"是故法象莫大乎天地，变通莫大乎四时"。"法象"唐代孔颖达《周易正义》解释曰："谓卦为万物象者，法像万物，犹若乾卦之象法像于天下。"此是将"法象"看成动词，即取法、取象。北宋张载《正蒙·太和》说："盈天地之间者，法象而已。"清初王夫之《周易外传》说："法皆其法，象皆其象，故曰大也。"此是将"法象"看成名词。就《系辞传》本身而言，"法象"与"变通"相对为文，故以作为动词解为长。

如前所述，"卦象"是"象"的核心，是"易"的代名词。"易者，象也"之"象"就是卦象。卦象是《周易》及易学认知万事万物的中介。《周易》卦爻辞凡拟之以物时，一般地说，初爻之辞皆取象于下，上爻之辞皆取象于上，中爻之辞皆取象于中。然而《周易》取象方法已经亡佚，卦爻辞也经过了整理、删减，所以今人难以系统而自然地以卦象解经。汉代及后世学者对此虽多有探索，但都难免穿凿附会。

与"卦象"相对应的是"爻象"。"爻象"也有两层意思，一是指"爻符""爻画"；二是指爻所象征的事物。因爻只有两种，《易传》以刚柔命名，即刚爻"—"和柔爻"--"。

爻象还指爻位之象。《周易·象辞传》有对卦象的解释64条，对爻象的解释386条，全是讲"象"的，即从"象"的角度，用取象、法象的方法解释卦辞、爻辞。

《易传》对卦爻象的解释有一个重要特点，即：卦分阴阳，爻分刚柔。以"阴"与"阳"分析卦象，"刚"与"柔"分析爻象。如《系辞下》曰："阳卦多阴，阴卦多阳。其故何也？阳卦奇，阴卦偶。"认为卦中阴爻多、阳爻少者，为阳卦；反之为阴卦。依此标准，则八卦中震、坎、艮为阳卦，巽、离、兑为阴卦。[1]其原因是阳卦为奇数，阴卦为偶数。朱熹解释曰："凡阳卦皆五画，凡阴卦皆四画。"此是以阳爻为一画，阴爻为两画，进行计算，基本符合《系辞传》原义。《易传》以阴阳论卦，主要表现在乾坤二卦上。《系辞》说："乾，阳物也；坤，阴物也。"乾阳坤阴是《易》之门户，是易之"道"的体现。《系辞传》还将卦分为小大，"是故卦有小大，辞有险易""齐小大者存乎卦"。所谓"小大"即指"阴阳"[2]。卦分阴阳之后，万事万物即被划归为阴、阳两类，如天、君、君子、大人、父、男人、奇数、刚、健、动划归为乾阳，地、臣、小人、母、女人、偶数、柔、顺、静划归为坤阴。其他六卦亦按阴阳属性、功能象征万物，如《说卦传》以震、坎、艮三阳卦分别代表长男、中男、少男，以巽、离、兑三阴卦分别代表长女、中女、少女；并列举各自的多种物象。

《易传》将爻分为刚柔。《说卦传》云："发挥于刚柔而生爻。"《系辞传》将六爻的功用做了解说：

> 二与四同功而异位，其善不同：二多誉，四多惧，近也。柔之为道，不利远者；其要无咎，其用柔中也。三与五同功而异位：三多凶，五多功，贵贱之等也。其柔危，其刚胜邪？

其中提到了"柔""刚"。"二"与"四"位如柔爻居之，则"其要无咎"；"三"与"五"位如柔爻居之则"危"，如刚爻居之则为"胜"。《彖传》《象传》则主要以刚柔及其关系解释卦爻辞，如蒙卦，《彖传》以"刚中也"解释"初筮告","刚中"指刚爻居坎卦中位。《象传》以"刚柔接也"解释九二爻辞"子克家","刚柔接"指二爻刚爻与五爻柔爻相应。

《易传》言"数"共有 15 次。

君子以制数度。(《节卦·象传》)

极数知来之谓占。(《系辞上》)

天数五,地数五……天数二十有五,地数三十,凡天地之数五十有五。(同上)

大衍之数五十……(同上)

二篇之策,万有一千五百二十,当万物之数也。(同上)

参伍以变,错综其数。(同上)

极其数,遂定天下之象。(同上)

古之葬者……丧期无数。(《系辞上》)

参天两地而倚数。(《说卦传》)

数往者顺,知来者逆,是故《易》,逆数也。(同上)

以上 15 处中,除"君子以制数度""丧期无数"两处不指"易数"外,其他均指"易数"。而就"数"本身词性而言,除"数往者顺"之"数"为动词外,一般都为名词。"极数""倚数""逆数"中的数则可作名词、动词两解。

"参伍以变,错综其数……极其数,遂定天下之象""极数知来谓之占""参天两地而倚数",说明"数"可以定卦象,推衍"数"可以预知未来。

易数的范围很广,主要有:

1. 大衍之数 据《周易·系辞上》说:"大衍之数五十,其用四十有九,分而为二以象两,挂一以象三,揲之以四以象四时,归奇于扐以象闰,五岁再闰,故再扐而后挂……是故四营而成易,十有八变而成卦。"

大衍之数为 50(一说 55),抽去 1(为太极),实际用 49。49 根蓍草通过分二（象天地两仪）、挂一（象天地人三才）、揲四（象四时）、归奇（象闰）、四营（四个过程）、三变（重复三次）之后，得到9、8、7、6四数，根据后世一般解释，9为老阳，8为少阴，7为少阳，6为老阴，根据"老变少不变"原则，以9、6为阳爻和阴爻的记数。这样就定出一爻，如此重复六次共十八变（3变×6次）而求出一卦六爻。

易学史上另有"挂扐法"，用勒于左手指间的蓍草余数，以定阴阳老少之数。三变后挂扐数为5、4、8、9四数，以其中含几个四来定奇偶，5、4为奇数（只含一个四），8、9为偶数（各含两个四）。此法与原意不甚吻合。

2. 策数 策数就是蓍草的根数，一根蓍草就是一策。《周易·系辞》曰："乾之策二百一十有六，坤之策百四十有四，凡三百有六十，当期之日。二篇之策，万有一千五百二十，当万物之数也。"

这是紧接着"大衍之数"而言的，为什么乾的数为216，坤的策数为144？

三变之后所余蓍草若为三十六策，则出老阳一爻（36÷4＝9，9为老阳），乾卦有6个阳爻，36×6＝216策，故曰："乾之策二百一十有六。"若余数为24策，则出老阴一爻（24÷4＝6，6为老阴），坤卦有6个阴爻，24×6＝144策，故曰："坤之策百四十四策。"共为360策，为一年的日数。

二篇之策为什么是11520？"二篇"指《周易》全书（分上下两篇），共六十四卦，三百八十四爻其中阳爻一百九十二，阴爻一百九十二。若以老阳和老阴策数计算，老阳每爻为36策，192爻共有：192×36＝6912策；老阴每爻为24策，192爻共有：192×24＝4608策。阴阳爻策数相加，共有11520策。若以少阳和少阴策数计算，少阳每爻为32策，少阴每爻为28策，各乘以192爻，分别得6144与5376策，共得11520策。两种方法得到的策数相同，这个策数代表世界万物之数。

3. 天数、地数 《周易·系辞》说："天一，地二；天三，地四；天五，

地六；天七，地八；天九，地十。天数五，地数五，五位相得而各有合。天数二十有五，地数三十。凡天地之数五十有五，此所以成变化而行鬼神也。"

在 10 以内的自然数中，奇数为天数，偶数为地数，天数之和为 25，地数之和为 30，天地数之和为 55。天地之数是成就万物变化的神妙之数。因这一段话是在"大衍之数"前面说的，所以有人据此认为天地之数即大衍之数，也就是说大衍之数为 55。我认为"大衍之数"为 50 是符合易理的，因为按后面所言"其用四十有九"，说明抽掉了一根，而"一"为太极，《系辞》说："是故易有太极，太极生两仪，两仪生四象，四象生八卦。"其过程正是 1→2→4→8。如果大衍之数为 55，则抽去不用之数就是 6，就不是太极之数，那种认为 6 为一卦之爻数（6 爻）的理解不仅牵强，而且与整个揲蓍法不符。

二、易学中的象数观

历代易学家在《易传》基础上对"象数"概念做了解释，并逐步将它从一个筮法范畴提升为一个哲学范畴。

（一）象数学派论"象数"

汉代孟喜、京房开创以象数解易的象数学派，但对"象数"范畴没有做系统的论述，对"象数"的认识，基本上没有超出《易传》水平。如京房认为，象即卦象，卦象是"考天时察人事""通乎万物"的依据，具有既象征"天地日月星辰草木万物""天地阴阳，运转有无"，又可"定吉凶，明得失，降五行，分四象"的功用；数即奇偶之数，也是用以象征上下四方，日月出入、"内外承乘"、阴阳变化的。[3]

《易纬》认为"形及于变而象，象而后数"，并将"数"看成与"象"一样是"阴阳进退""五行迭终，四时更废，变节相移"的象征，并扩大了数的范围，将九宫数、五行数引入"易数"[4]。"象数"在汉易中已开始由筮法范畴过渡到哲学范畴。

宋代象数学派对"象数"范畴做了系统论述,对"象数"的认识比汉代象数学派有了很大进步,最终将其提升为哲学范畴。

邵雍认为,"象也者,尽物之形也;数也者,尽物之体也"[5]。象数目的是穷究万物形体,"象起于形,数起于质"[6],象源于有形之物,数源于有体质之物。他还将象数分为内象内数与外象外数,认为"易有内象,理致是也;有外象,指定一物而不变者也。自然而然不得而更者,内象内数也;他皆外象外数。"[7]所谓内象内数指内在的理数、不可变更的运动法则;外象外数指外在的具体事物以及变化的形迹。邵雍将象扩大到一切有形可感的事物,将数看成是万事万物的内在度量规则,并规定了万事万物的各种"数"。

张行成作为邵雍后学,基本上继承了邵雍的观点。认为"数者,动静变化,攸阴忽阳,一奇一偶,故有数也,有数之名,则有数之实;象者,实也,气见则为象,凝则为形"[8]。数的产生是由于阴阳二气的动静变化,而象则是气的表现。"形"和"象"有所区别,"形"指有形状之物,"象"则既指有形之物,又指无形但可以感受之物,如阴阳二气。

南宋蔡沈对象数做了新的解释,以象为易之卦象,以数为畴之五行数,"卦者,阴阳之象也;畴者,五行之数也"[9],"体天下之撰者,易之象;纪天地之撰者,范之数"[10]。数和象又有动静体用的区别,"数者,动而之乎静者也;象者,静而之乎动者也。动者,用之所以行;静者,体之所以立"[11]。他还对数做了与前人不同的界定:

数为礼之序。

数者,彝伦之序也。

数者,尽天下之理也。

数者,圣人所以教天下后世者也。

赋予数以伦理次序之内涵,尽理教民之功用。

明代来知德在对"象"的解说上有所新义,"象犹镜也,有镜则万物毕

照"[12]。认为"象"是万物的镜子,这是指卦象的功能而言,又将"象"扩展到万事万物之象,"象也者像也,假象以寓理,乃事理仿佛近似而可想象者也,非造化之贞体也"[13]。阐明卦象与万物本来之形象是仿佛近似的摹写关系,并将事理也归属于"象"的范畴。

方孔炤、方以智父子对"象数"做了系统论述,认为"象"既为卦爻等符号之象,又为宇宙万物一切现象;"数"既为奇偶之数,又为一切事物的度数:

> 两间物物皆河洛也。人人具全卦爻,而时时事事有当然之卦爻,无非象也。卦爻命词所取之象,此小象也……总之,无所非象,而圣人亦时有不取;无所非义,而圣人亦时有不宣。盖缘爻触变而会通之,随人征理事耳。[14]

"无非象"针对卦爻而言,指人人、物物、时时、事事没有不符合卦爻及河洛之象的;"无所非象"针对万物之现象而言,指宇宙间万事万物都是有表征的,都是有现象的。卦爻象、河洛图象所表征的"象"既包括有形的象,如天、马、龙、玉等,又包括无形但可感的象,如风、气、寒、圆,甚至包括无形无感的事理、义理,如健、顺、刚、道德、福祉、安宁、敦厚等。而圣人所取之象即卦爻命词中的象,只是很少的一部分,是"小象";无处不有、无处不立、无处不是的象,才是"大象"。此"象"即指现象。对"数"方氏父子做了解说:"数本天之度也"[15]"数者,气化分限节度也"[16]"凡不可见之理寓可见之象者,皆数也。"[17]认为"数"是事物及事理的度量,"数"是用来表征事物运动变化的道理的。"万事万理以数为征"[18],事物的深入变化之理蕴藏在"象数"中。将"象数"看成事物的现象度数,将之提升为一个哲学范畴。方氏还提出了"虚空皆象数,象数皆虚空"[19]的命题,认为虚空的世界即是象数的世界,天地之间无处不有象数,实际上否定了虚无世界的存在。此象数为宇宙万事的现象度数,而卦爻象数与河洛象数则是事物象数的"表法"。

（二）义理学派论"象数"

以抽象、概括的意义代替具体物象，对《周易》进行解释的易学流派为义理学派。魏王弼是义理学派的创立者。义理学派关注的是事物的德性、本质，因而对"象数"的认识与象数学派不尽相同。

王弼视"象"为"意"的工具，"夫象者，出意者也""象者，意之筌也""象生于意，故可寻象以观意"[20]，认为一味执着于"象"这个工具，那么就会影响到对"意"的把握，因而主张"忘象"而"得意"。

唐孔颖达是义理派与象数派的调和者，在"象数"问题上，认为"象"为卦象，而卦象又能"备事物之形象"[21]，"万物之象在其八卦之中矣"[22]。将卦象看成是万物之象的模拟。这一点与象数学派观点一致。孔氏还认为卦象涵盖了万事万物之理，"夫八卦备天下理者，前注云备天下之象，据其体；此云备天下之理，据其用也。言八卦大略有八，以备天下大象大理，大者既备，则小者亦备矣"[23]。孔疏与韩康伯注有所不同，孔疏以象为体，以理为用，认为卦象既模拟物象又模拟义理，物象是根本，义理基于物象之上。孔颖达进一步将"象"分为实象、假象，以符合物象实际情况的为实象，以不符合者为假象，"虽有实象、假象，皆以义示人，总谓之象也"[24]。"象"的功用是"以义示人""明义""明人事"。"数"为蓍数，"数从象生，故可用数求象"[25]。数为奇偶之数、天地之数、阴阳之数，"阳奇阴偶之数成就其变化……而宣行鬼神之用"。奇偶数代表了阴阳象。"象数"来源于"太虚自然"[26]，而有"太虚之象""太虚之数"，此"太虚"指无形体、无造作的阴阳二"气"，故其具有"至精至变"的功用。"由其至精，故能制数；由其至变，故能制象"。认为象数是由气的至精至变而产生的。

宋代义理派易学家对"象数"的内涵和功用做了新的诠释。程颐认为象数是"理"的显现，"因象以明理，由象而知数。得其义则象数在其中矣"

"有理而后有象，有象而后有数。易因象以明理，由象而知数，得其义则象数在其中矣。"[27]义理是第一位的，象数是义理的显现。"至微者，理也；至著者，象也。体用一源，显微无间"[28]。象是用，理是体；象是显著者，理是微隐者。两者融合在一起。这与象数学派以及孔疏以象为体、理为用的观点恰好相反。"数"是"气"运行的度数，是由"气"形成的，"有理则有气，有气则有数。行鬼神者，数也。数，气之用"[29]。认为奇偶、九六、天地等数是变化的度数，是对阴阳卦象与气象的标度。

张载认为"象"由气而来："有此气则有此象。有气方有象，虽未形，不害象在其中"[30]。与程颐不同的是，"象"不是因"理"而来，而是因"气"而来。甚至认为象即气，"凡象皆气也"[31]"象若非气，指何为象"[32]。张载还首次对"象"与"形"做了区别，认为"象"指未成形或无形的事物，"形"指能用肉眼观察的、有形状的东西。他还提出无形而有象，形和象可以互相转换。他所指的"象"是从卦象和物象中概括出来的关于事物存在的概念。主张"数"是象成立后逐渐形成的，象未形成时无数可言，"夫混然一物，无有始终首尾，其中何数之有？然言者特示有渐耳"[33]。天地之数的排列依赖于天地之象，天地之数又是为了成就和推行阴阳之气而已。数是后于气象的产物。

南宋初年杨万里本于程氏易学，指出"象"为事理的表现，"象者何也？所以形天下无形之理也"[34]，认为"理"是无形的，"人不可得而见"，而"圣人见天下有至幽至赜之理"，将无形之理表现出有形之象，"何谓象？物有事有理，故有象。事也，理也，犹之形也。象也，犹之影也"[35]。以形、影比喻理、象，并不是说理是有形的，而是说理是根本，象只是理的影子。"数"也是表现"理"的一种形式，"天地之道不在数也，依于数而已"。数是"天地之道"的一种依托或工具，但是在理之后才产生的。

朱熹以象为卦象、万事万物之象，"象者物之似也"[36]。在象与理的关系上，主张象因理而生，"有是理则有是象"，"盖有如是之理，使有如是之象"[37]，认为象与理是体用关系，理为体，象为用。他在解释程颐"体用一源，显微无间"时说：

> 其曰体用一原者，以至微之理言之，则冲漠无朕，而万象昭然已具也；其曰显微无间者，以至著之象言之，则即事即物，而此理无乎不在也。[38]

从理的方面说，则理体中有象用，"先体而后用"；从象的方面说，则显象中有微理，"先显而后微"。可见"象"是"理"的显现和功用。"数"同样也是"理"的显现，"易不过只是一个阴阳奇偶，千变万变则易之体立。若奇偶不交变，奇纯是奇，偶纯是偶，去哪里见易"。数的交相变化体现了阴阳变化之"理"。在"象"与"数"的关系上，主张先象后数，"有如是之象，便有如是之数""有是象则其数便自在这里"[39]。而象数又是本于"一阴一阳之理"而产生的。

清代王夫之对"象数"的论述，在义理派中独具特色。认为"象"是"易之全体"，"象，阴阳奇偶之画，道之所自出，则易之大指不逾于此也"[40]。在"象"与"理"的关系上，主张象理统一说，认为"无象外之理""无象外之道"[41]，象和道（理）并非父子关系，不是"理"生"象"，不是两个实体，"不曰道生象而各自为体，道逝而象留。然则象外无道。""道"（理）与"象"是同一实体的两个方面，"相与为一"，同实而异名。并从不同角度对象数与理关系进行论述：

> 由理之固然者而言，则阴阳交易之理而成象，象成而数之以得数。
> 由人之占易者而言，则积数以成象，象成而阴阳交易之理在焉。[42]

> 阴阳变通而成象则有体，体立而事物之理著焉，则可因其德而为之名。[43]

或先有阴阳交易之理而后成象，或先有阴阳变通之象而后理著，前者本于程颐"有理则有象"说，后者本于象数派"有象则有理"说。看似矛盾，其实两者是一体关系，只是观察角度不同。王夫之提出"象者，理之所自著也"的命题，"天地之化理，人物之情事所以成万变，而酬祚之道"[44]，皆呈效于"象"中。理显于象，象中有理，两者不可分离，象又与气密不可分。不能象外求理，这又是张载"气象合一"以及来知德等元明清象数派"舍象不可言易"思想的发展。他虽然说过"即象以见理"[45]，但并不是以"象"或"理"为第一位，而是以一合的"理象"或"象理"（蕴含理之象）为第一位。

"数"在王夫之看来也是"理""道"的显现，"道之见于数者，奇偶而已。"[46]易之数在于奇偶数之分合，数之相合表示"天地之德合"。数后于象，"象成而数之以得数"，"物生而有象，象成而有数"[47]，但数与象又是一体关系，"无数外之象"，"无象外之数"，[48]象与数审视的角度不同，"易之所可见者象也；可数者，数也"[49]。在《外传·说卦传》中对象与数做了系统分析：

> 象自上昭，数由下积。夫象数一成，咸备于两间，上下无时也，昭积无渐也，自然者无所谓顺逆也。而因已然以观自然，则存乎象；期必然以符自然，则存乎数……象有大小，数有多寡。大在而分之以知小，寡立而合之以为多……故象合以听分，数分以听合也……是故畴成象以起数者也，易因数以得象者也。

认为象数无先后、顺逆之别，象自上垂，数自下积，是人对事物本然状态的观察。因循"已然"而观察"自然"，则依靠"象"；期望"必然"以符合"自然"，则依靠"数"。也就是说"象"是可见可感的已然之迹，从"象"上可以考察事物的本然状态、本然之理；"数"是表达物象的数目，从"数"上可以了解到符合事物本来面貌的变化发展的自然规律。

王夫之认为象数有两层涵义，一是指卦象易数，一是指现象度数。前者是用来考查、表达物象的符号、数目，后者是指客观事物所具有的形象及量的规定性。前者是人为的象数，后者是自然的象数，认为前者来源于后者，"期必然以符自然"，前者不能违背后者。

综观象数派与义理派对"象数"的论述，可以看出既有共同点又有差异。两派都将"象数"从卦象、易数扩展到万事万物的现象与度量，认为前者是对后者的模拟，后者是前者所象征的对象。逐步将"象数"从筮法范畴上升为哲学范畴。两派对"象数"的内涵、功能的认识基本相同。但在象数与义理的关系上却有根本不同（这也是两派之所以成为两派的根本原因），象数派认为象数是第一位的，象数先于义理，象数蕴含义理；义理派认为义理是第一位的，义理先于象数，象数本于义理。至于象数派有关象、数、理的观点，将在之后详加论述。

三、小结

上古、《易经》、《易传》、汉代至清代对"象数"的认识，有一个发展的过程。上古、《易经》中的"象数"是一个筮法范畴，《易传》开始将它提升为易学范畴（介于占筮与哲学之间），历代易学家将之提升为哲学范畴（在术数中仍是占筮范畴）。

历代各家对"象数"内涵的界定，大体可分为以下几说：

1. 象数为龟象、筮数。

2. 象数为卦象、爻数。

3. 象数为解释卦爻辞和卦爻象所取的物象、事象及数量。

4. 象数为各种解易论道的图形、符号。

5. 象数为宇宙万物所表现的形象、现象、量度。

其中龟象、筮数是《易经》之前的占筮产物，不在本论文的讨论范围之内。卦象爻数是"象数"的定型以及后世象数符号的基础。如果将第2义与

第 4 义、第 3 义与第 5 义合并，那么象数就有两层涵义。第一层涵义（第 2、4 义）的象数指符号象数，即人为象数；第二层涵义（第 3、5 义）的象数指事物象数，即自然象数。

（一）符号象数

符号象数是以卦象、爻数为代表包括各种阐释《周易》的符号、数量和图式，是从宇宙自然一切有形现象和度量次序关系中高度抽象概括出来又可模拟、象征、推演宇宙万事万物的符号数量模型。

象数具有固定性、权威性、普遍性的特征。象数是以符号表示的，它本身没有说明任何意义，这就需要用文字语言——"辞"来解读，象数是一种固定的不可更改的程式或模型，它本身的稳定性是与它的权威性和普遍性分不开的，这是在后世的不断解读中形成和赋予的。而不同时代、不同人的解读又是不同的，因而赋予象数符号的意义也必然多式多样。象数的这种特性，正是历代几乎所有的哲学家都要借《易》——象数以阐发自己哲学思想的重要原因，也是象数的普遍意义之所在。

卦爻象数在《易经》中作为占筮范畴，其功能在于占断吉凶。《易经》卦爻辞多用"吉""凶""悔""吝""无咎"等占断术语。《左传》《国语》中记载二十二条古占例，大多是引证《周易》经文或其他占筮书进行占断，其中有一爻变、数爻变、六爻皆不变等不同情况。

符号象数从《易传》开始作为易学及至哲学范畴，其功能发生了根本改变。《易传》还没有将筮法与哲理截然分开，它把卦爻象数的功能归纳为：明吉凶、断疑惑，通神明之德、类万物之情，穷理尽性、立三极之道。其中占筮功能与论道功能之间有内在的联系，后者是前者的理性发展。

作为哲学范畴，符号象数的主要功能在于：模拟、推演、阐释宇宙存在、变化的规律，即论道。这种功能从《易传》开始，经汉象数学的应用发挥，到宋明达到高峰。

（二）事物象数

象数除了卦象、爻数以及后世的象图、数图的涵义之外，还用来表示宇宙自然万事万物所表现的形象和量度（包括一切表现形式和数量次序关系）。这就是《易传》所说的："见乃谓之象，形乃谓之器""在天成象，在地成形。"这是上古三代以龟兆、筮数为"象数"的继续和发展。一切有形或无形但可感、有度可量的东西就是"象数"。如萧吉《五行大义·序》曰：

> 若夫参辰伏见、日月盈亏、雷动虹出、云行雨施，此天之象也；二十八宿、内外诸官、七曜三光，星分岁次，此天之数也。山川水陆、高下平四、岳镇河通、风回露蒸，此地之象也；八极四海、三江五湖、九州百郡、千里万顷，此地之数也。礼以节事、乐以和心、爵表章旗、刑用革善，此人之象也；百官以治、万人以立、四教修文、七德阅武，此人之数也。

萧吉所说的"象数"是指涵盖了天地人所显现的一切现象和度数。它是符号象数所产生的根源和表征的对象。

历代易学家均以卦爻象征的事物为"象数"，其中不少人将万事万物的有形或无形但可感受的现象以及次序、度量皆称为"象数"，这种象数是实在的、存有的，故称之为"事物象数"。

符号象数与事物象数之间有密切关系，符号象数是事物象数的表现方式，事物象数是符号象数所象征、比拟的对象；符号象数来源于事物象数，事物象数还原于符号象数。

注释：

[1]朱熹《周易本义·系辞下》载："震、坎、艮为阳卦，皆一阳二阴；巽、离、兑为阴卦，皆一阴二阳。"

[2]朱熹《周易本义·系辞上》载："小谓阴，大谓阳。"

[3]《京氏易传》卷下。

［4］《易纬·乾凿度》。

［5］邵雍《皇极经世书·观物内篇上》。

［6］［7］邵雍《皇极经世书·观物外篇上》。

［8］张行成《皇极经世观物外篇衍义》卷八。

［9］［11］蔡沈《洪范皇极·内篇》。

［10］蔡沈《洪范皇极·序》。

［12］［13］来知德《易注·系辞下》。

［14］《周易时论合编·凡例》。

［15］《周易时论合编·图象几表·极数概》。

［16］《周易时论合编·说卦》。

［17］［18］《周易时论合编·系辞上》。

［19］《周易时论合编·跋》。

［20］《周易略例·明象》。

［21］《周易正义·乾卦》疏。

［22］［23］《周易正义·系辞下》疏。

［24］《周易正义·乾·象辞》疏。

［25］《周易正义·说卦》疏。

［26］《周易正义·系辞上》疏。

［27］《二程集河南程氏文集》卷九《答张闳中书》。

［28］程颐《易传·序》。

［29］程颐《易说·系辞》。

［30］［32］张载《易说·系辞下》。

［31］张载《正蒙·乾称》。

［33］张载《易说·系辞上》。

［34］杨万里《易传·乾》。

［35］杨万里《易传·系辞》。

［36］朱熹《周易本义·系辞上》。

［37］朱熹《语类》卷六十七。

［38］《周子全书》卷二引。

［39］《朱子语类》卷六十七。

［40］［48］［49］王夫之《周易内传·系辞上》。

［41］［45］［46］王夫之《周易外传·系辞下》。

［42］［43］［44］王夫之《周易内传·系辞下》。

［47］《周易外传·乾》。

象数思维方式的特征及其影响①

摘要：易学象数思维方式是中华传统思维方式的元点和代表，具有重整体和合、轻个体分析的整体性特征，重功能关系、轻形体结构的功能性特征，重感性形象、轻抽象本质的形象性特征，重循环变易、轻创新求异的变易性特征。正是这种思维方式决定了中华传统文化的面貌、特性和走向，决定了中华民族特有的价值观念、行为方式、审美意识及风俗习惯。

关键词：《周易》 象数 思维方式 阴阳五行

象数思维方式是易学的基本思维方式，是中华思维方式的元点和代表，它不仅决定了中华传统文化的面貌、特性和走向，而且决定了中华民族特有的价值观念、行为方式、审美意识及风俗习惯；不仅渗透到最深层面的民族心理结构，而且渗透到外显层面的实用操作技术；不仅影响了中国传统的哲学社会科学，而且影响了中国传统的自然科学各学科。

象数思维方式具有以下特征，并在各自层面影响着中华传统文化。

一、整体性特征——重整体和合，轻个体分析

整体观念是《周易》最重要的观念之一。《周易》卦爻是一个整体，八卦、六十四卦为两级全息系统。八卦是阴阳二爻三维组合体，六十四卦是阴阳二爻六维组合体。后者六个爻位上二爻为天道、下二爻为地道、中二爻为人道，天地人三才融为一体。卦爻符号模型是事物呈现运动模式，筮法数字

---

① 原载于《安徽教育学院学报》2001 年第 1 期。

模型是事物潜在运动模式，对天地的推演、时间的发展、宇宙阴阳规律的变化做整体模拟，对万事万物的生成、分类、变化、运动做系统描述。六十四卦模式以"六爻""六位"关系为基础，以时、位、中、比、应、乘等为原则和标准，给人们提供一个从时间、空间、条件、关系全方位分析问题、认识事物的思维方法。

易道的"一阴一阳"既说明人与自然具有对立性，也说明其具有和谐性、统一性。"刚柔相推而生变化"表示对立面的相互推移、相互转化与相互依存。《易传》提出"同声相应，同气相求"，认为不同事物只要同类就可相互感应、相互吸引，如水流湿、火就燥、云从龙、风从虎，反映了事物之间的相互联系的整体观念。《易传》将"保合太和"看成是"易"的最高理想境界。人与自然、主体与客体的相互对立与和谐、感应与交流被《周易》有机地统一起来，成为《周易》的基本思维理念，开创了中华文化"天人合一"的整体思维特征。

历代象数学家通过取象思维大大强化了这一特征。汉易象数学家发明的卦气说、爻辰说将天文、物候、节气、时令等要素纳入卦中，组成一个有机的整体；八宫说、纳甲说将阴阳五行、天干地支、人伦等级、月体盈亏等视为一体；乾坤升降、卦变说以卦为本位，通过卦的化生变化，建立起事物之间的普遍联系。宋易象数派通过河洛图式、先天易图式构建世界的整体模式，将天时、地理、动植物、人体、器官、道德伦理、社会制度、历史演变等统统纳入其中，以说明宇宙万事万物之间是一个相互影响、普遍联系的整体；周敦颐的太极图式将宇宙"太极"与人伦"人极"相联系，从太极—阴阳—五行—万物的宇宙生成论角度，把天地人有机地统一起来，组成一个"太极"整体和谐系统。

象数学家在解《易》中，所采用的取象、取数的方法，正是反映整体思维的特征。卦象、物象作为独立的个体，看似互不关联的，但《说卦传》及

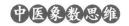

象数学家把它们有机地联系在一起，建立起卦象与物象、物象与物象之间的普遍联系，把原本复杂纷繁、互不连贯的宇宙万物加以整合，使之简约化、系统化。

象数学家还对整体观思想做过深刻阐述。如邵雍在《观物外篇》中以"万"与"一"说明万物合则为一体，分则为万物：

> 十分为百，百分为千，千分为万，犹根之有干，干之有枝，枝之有叶，愈大则愈少，愈细则愈繁，合之斯为一，衍之斯为万。

象数学家认为万事万物是逐层分化而来，个体事物的发展是从单纯到复杂，没有止境的，它们之间是一个互相联系的整体，犹如根—干—枝—叶，只是"合"与"衍"的区别，所谓"合一衍万"，即是整体思维的反映。

清代方以智提出"细统"说，认为整个宇宙是一个大系统：

> 有质者皆地，而所以然者皆天，同时皆备，同时浑沦，此统本末也，幽明大小皆交汁为一者也。五行七曜，五方六矩，两端交摄，相制相生，定盘推盘，有几可研，此细本末也。统在细中，有统统，有细统，有统细，有细细，差别不明，则无以开物成条，而释疑辨惑者无从征焉。

（《周易时论合编·系辞上》）

象数学家认为天地是一个"同时皆备，同时浑沦"的整体，一切大小本末事物都在它的统摄之下，即"统本末"；这一整体的各部分存在差别，又存在相交、相生、相制、相转换的联系，此即"细本末"。整体不脱离个体部分而存在，整体有"统统"和"细统"之别，部分又有"统细""细细"之别。在统一的整体中，事物的层次总是统中有细，细中有统，"统"与"细"相互蕴涵。

整体的思想对中国文化各层面影响极为深远。就《周易》整体太和观与儒道两家的整体和谐观相比而言，儒家强调"中庸"，偏向于将自然人化；道家强调"混沌""素朴"，偏向于将人自然化。而《易》则强调人与自然的对等感应、对等交流，又不抹杀各自的对立、独立的特性。《周易》"太极"是阴阳整体对待和谐最高概念，也是象数思维的理性提炼（宋明以后的阴阳鱼"太极图"是太极观的形象写照）。只是在后世的发展中，《易》整体和谐的一面被强化，而独立、对立的一面被弱化。董仲舒强调"大一统"思想，经后代统治者的大力宣传，"大一统"思维方式成了中华民族的精神主干。随着大一统思维的不断深化，"太极"被视为至尊的"一"，世界万物起源于"一"，全国定于一尊，就是皇帝，这种思维方式在调和矛盾、巩固民族团结、稳定国家政治、增强民族凝聚力、维护并促进统一、防止并结束分裂方面起到了积极作用。但同时民众的斗争性、独立性被遏制，迎合或促成了封建君主专制，形成了一元化政治结构。

整体、求同的思维偏向，重视主体作用，对问题的探讨往往从内因、主体出发，只求内部世界与外部世界的适应、协调，缺乏对外部世界的改造、发展，从而形成内向、忍让、依赖的民族性格。如安分守己、逆来顺受、保守退让、模棱两可，缺乏独立、竞争、果断、直率；只求"随大流"，个性、主体意志被削弱甚至泯灭。

就对传统科技的影响而言，在中医学中表现最为突出。中医素有"人体小宇宙，宇宙大人体"之认识。作为中医理论圭臬的《黄帝内经》不仅将人体内脏看成是一个有机的整体，而且将人与宇宙自然看成是一个相互感应、相互影响的大系统。其"五运六气"说认为气候的变化及人所处的地理环境对人体的健康和疾病有重大影响。《内经》提出的藏象学说、病因病机学说、诊断辨证学说等无一不是建立在以阴阳五行为代表的整体思维模式基础之上。另如王充《论衡》依整体观感应论解释磁石引针，张衡在易学感应论启发下发明候风地动仪等。当然整体性思维也给科技带来一定的负面影响，那就是在关注整体、关系的同时，往往忽视对个体、局部、构成元素的细节、深层的研究，致使分析科学不够发达。

上述影响虽不仅仅是《周易》及其象数学派所造成的，但象数整体思维尤其是阴阳五行观念却是其形成的深层原因之一。

二、功能性特征——重功能关系，轻形体结构

所谓"功能"，指物体外部表现出来的性能和作用。功能原则是从《易传》中提出来的。《系辞传》在论爻位的功能时用了"功"字（《系辞传》曰："二与四同功而异位""三与五同功而异位。"），又称为"德行"。《说卦传》从功能原则出发，论述八卦所象征的八大自然物，乾天为刚健不息，坤地为顺天而行，震雷为振动，巽风为散入，坎水为陷险，离火为灼丽，艮山为静止，兑泽为喜悦。义理学派依此阐发义理，一般不论及物理。象数学派依此研究事物之理、研究事物动态属性及其相互关系。汉代象数学派将五行引入易学，以五行解说卦爻象与卦爻辞。"五行"亦由一个实体概念转变为一个功能概念，水、火、木、金、土分别表示润下、炎上、曲直、从革、稼穑五种功能群。五行之间的生克、乘侮法则也就是功能群之间的关系原则。汉象数学家一经将卦爻与五行相结合，则使战国邹衍阴阳五行学说得以发展，也使功能性原则更加系统地得以贯彻。

功能是可以感知的、外现的，象数学派的取象即是依此原则。如离有炎上、外照的功能，所以火、目、电等皆归为离"类"，离即是这一组功能群（"类"）的代称。八卦可视为八组功能群。如虞翻解释蒙卦象辞"山下出泉，蒙。君子以果行育德"曰："艮为山，震为出，坎泉流出，故山下出泉。君子谓二，艮为果，震为行，育养也。二至上有颐养象，故以果行育德也。蒙卦为上艮下坎，下互卦为震，虞氏以艮为山，又为果；以震为出，又为行，为育养。主要是从功能出发的，艮有静止功能，故为山、为果；震有运动功能，故为出，为行，为育养。"

历代象数学派所依据的象数模型实际上是一种动态功能模型，无论是取

象方法还是取数方法，都是以动态、功能的一致性为条件的。只要功能相同，即使是结构不同、形态不同也可归为同类。这种思维观念对中国文化尤其是科学技术影响深远。

中国传统医学以表示行为功能的动态形象为本位，以形体器官和物质结构为辅从，将人体生理、病理的一切"象"都归属为阴阳两大类。中医五脏六腑、十二经络都是依据功能、动态思想建构的。如"左肝右肺"，显然与实体结构不符，但却与肝主升、肺主降的属性相符，也与河洛八卦左为震木为肝、右为兑金为肺的功能模型相符。

中国古天文四象二十八宿的排列，星移斗转的周期，古地理分野坐标系统，历法物候阴阳变化节律，古乐律律吕损益的法则等，都是遵循易学象数的动态、功能模型。

象数功能模型的代表是阴阳五行模型。阴阳五行不仅是中国古代自然观的核心，也是传统科技的理论基础和理想框架。从汉代开始的哲学家和科学家都以阴阳五行之气为七大元素（"阴阳五行"被周敦颐《太极图说》称为"二五之精"），并以此解释世界的形成及其物质结构。后世天文学、气象学、化学、物理学、地质学、医学等均受其影响。如开古化学先河的炼丹术典籍《周易参同契》即依铅汞和水火的性能说明丹药的炼养与形成，称汞性为阳，铅性为阴，汞遇火而升华，铅遇火流为液体，二物融合为一体，即"覆冒阴阳之道"。说明阴阳五行七种元素各有自己的功能，天地万物因禀受其性能的程度不同而显现为千差万别的事物。铅禀受阴水的性能而为铅，汞禀受阳火的性能而为汞。两者的化合又产生新的物体即丹药，此为"性情自然"。就藏象学说而言，五脏为阴，六腑为阳。五脏中肝为木、肺为金、心为火、肾为水、脾为土，其中心肺为阳，脾肾为阴，心为阳中之阳，肾为阴中之阴（《内径》对五脏配阴阳说法不一，主要记载见《素问》的《金匮真言论》《六节藏象论》，《灵枢·九针十二原》以及《甲乙经》《太素》《类经》等）。

依据五行功能建立了五脏六腑之间的生克、制化、乘侮、胜复的联系，以反映人体的生理、病理状况，并决定药物和针灸治疗。从某种意义上说，中医生命科学就是以阴阳五行为基础的人体功能学。

作为物理学家的方以智依据阴阳五行功能原则研究物质现象及变化规律。认为天地万物由阴阳五行之气所构成，物质现象的变化是由于各自所禀受的五行之气所构成，物质现象的变化是由于各自秉受的五气功能有相互作用的结果，并指出中国的五行说优于西方气、土、水、火的"四大"说。（参见方以智《周易时论合编·图象几表·两间质约》《物理小识》中的《乞论》《四行五行》等篇）

功能性原则是我国古代自然观核心，由于象数学家、科学家（不少象数学家又是著名的科学家）的努力，终于形成了我国以功能论、气论为特征的传统科学体系。从而与西方原子结构论科学传统大有异趣。象数思维重动态、重功能的倾向，又导致轻结构、轻静态的偏差，致使中华文化形成重道轻器、重神轻形的基本格局。对中国科技造成的负面影响则是实证、实测科学不发达，分析科学不发达。

三、形象性特征——重感性形象，轻抽象本质

《周易·系辞传》提出"设卦观象""立象尽意"的原则，并说明"观象制器"的方法。"象"是《周易》最重要的范畴，它既指卦象，又指物象，物象中既有有形状可见的"形"（或称为"器"——"形而下者谓之器"），又有无形状可见但却可以感受的"象"。卦象、可见之物象与可感之物象，可统称为"形象"。如上文所述，此形象不同于艺术活动中的形象，不带情感色彩；此形象思维也不同于艺术形象思维，不是以事物形象为思维放射源。如"观象制器"即认为古代圣人发明器是依据卦象的结果，卦象成了思维的放射源。卦象还是"尽意""类情"的出发点。《说卦传》在八卦之形象下类

推出各种相关的物象。

在象数学家看来，卦象、物象是统一的双重形象。在解《易》过程中，首先从形象出发，企图建立起卦爻象与物象之间的必然联系，以证明卦爻辞完全是从物象出发的，是对卦爻象的说明。如象数学家解释谦卦象辞"谦，亨。天道下济而光明，地道卑而上行，天道亏盈而益谦，地道变盈而流谦，鬼神害盈而福谦，人道恶盈而为谦"。

艮，山；坤，地。山至高，地至卑，以至高下至卑，故曰谦也。（《九家易》注）

乾来之坤，故下济。阴去为离，阳来成坎，日月之象，故光明也。（荀爽注）

若日中则昃，月满则亏。损有余以补不足，天之道也。（崔憬注）

坤为鬼害，乾为神福，故鬼神害盈而福谦也……乾为好，为人，坤为恶也，故人道恶盈。从上之三，故好谦矣。（虞翻注）

以上注释均见唐代李鼎祚《周易集解·谦》。从这些解释中可看出"象"的重要作用。谦卦由上坤下艮组成，象数学家从该卦中分化出乾卦（坤的旁通卦）、坎卦（谦的下互卦）、离卦（坎的旁通卦），这样一共就得到五个卦象，然后从这五个卦象中得到了山、地、天、日、月、水、鬼、神等物象，再从这些物象中引申出高卑、下济、光明、盈亏、好恶等功能意义。这样一来经传文就得到解释了。

宋代象数学家同样也是从"象"出发，但此时的"象"主要指河图洛书、先天图、太极图等"图象"。这些"图象"被用来阐述宇宙万物发展变化的规律。

"象"是一种直观的、感性的、经验的综合体。从现象出发探讨事物规律、重视现象，也是中国文化及科技的特色之一。古代科学家提出了观察、测验自然现象的方法。如沈括在《梦溪笔谈·象数》中提了"测验"说，李

时珍在《本草纲目》中提出"质测""通几"说。可见"象"是中国科技思维的出发点和研究对象。《黄帝内经》不仅有《六节藏象论》《阴阳应象大论》等以"象"命名的专论，而且最重要的是"象"是其反映内脏本质的外部征象和建构人体生命理论的重要方法。中医理论的核心是"藏象"学说，"象"即现象，"藏"即藏于胸腔内的内在器官，"藏居于内，形见于外，故曰藏象"（张介宾《类经·藏象第二》）。藏象学说即是基于内在形质而通过观察外部的征象来研究人体的生理、病理活动规律及其内外环境相互联系的理论。此外中医的诊断学说、辨证学说、病因病机学说等均离不开"象"，以至有人称中医为"唯象医学"。

由于过分强调形象、现象的作用，因而在汉、宋时代对事物本质及结构的研究就显得相对薄弱。这种局面到了明代才开始有所改观。明代科学家将程朱的"格物穷理"引向探讨"物理"的道路。以观察物象为"究理"的前提，以探求物理为"格物"的目的。开始注重探求事物的本质特征、构成方式和变化规律。

以形象作为思维过程媒介的形象思维，由于它不脱离整体形象去认识事物，关注事物与事物之间的横向的联系，因而展现的是宇宙万物的整体。虽然不能说中国传统科学是不研究本质规律的直观、经验科学，但重视形象经验，重视横向联系，忽略形体结构，忽略纵向探讨，确是中国传统科学的总体特色。这与功能性、整体性特征又是一致的。"形象"往往是功能的、动态的、整体的表象。综合地看，中国传统科学是一种重视形象、功能、整体而轻视本质、结构、分析的科学。

四、变易性特征——重循环变易，轻创新求异

变易是《周易》的最基本观念。"周""易"二字可理解为"周环、循环"与"变化、运动"。《周易》可看成是专论宇宙万物周环变易规律的著

作。六十四卦是一个从乾、坤开始到既济、未济结束的变易周期。"未济"表示下一个变易周期的开始。如此运动变化，循环不已。

《周易》文字系统在对卦爻符号的解释中，明确提出周环变易的观点，如《易经》泰卦九三爻辞："无平不陂，无往不复。"复卦卦辞："反复其道，七日来复。"《易传》则反复强调："一阖一辟谓之谈，往来不穷谓之通""原始反终，故知死生之说""变动不居，周流六虚。"《系辞传》还列举日月往来、寒暑往来的例子，说明"往者屈也，来者信（伸）也。屈信（伸）相感而利生焉"。《易传》将六十四卦的变易规律归结为阴阳二元相反、相对、相摩、相荡的交互作用，提出"一阴一阳之谓道"的命题。

象数学派通过"卦变"说强化了这一观念。汉易象数学家发明了之卦、升降、旁通、往来消息、互体等卦变体例。如虞翻卦变说，以乾坤父母卦变为六子卦，以十二消息卦变为五十二杂卦。后者分为一阴一阳、二阴二阳、三阴三阳、四阴四阳各类，每类的其他卦皆是该类消息卦爻象互易的结果，其体例皆以阴阳两爻互易，主变动者止于一爻。就卦变图而言，有代表性的还有李之才卦变图、朱熹卦变图、俞琰卦变图，而以俞氏卦变图最为合理，此图以乾、坤、离、坎四卦居中，由乾坤两卦上下升降而变出其余六十卦。乾卦一阴生至五阴生的过程即是坤卦一阳生至五阳生的过程。一卦六爻，一阳则五阴，五阴则一阳，余可类推。

卦变说将卦象看成一个相互变化、相互生成的序列，启发人们从变化角度掌握事物发展的总体过程。卦变说还告诉人们物极则反、循环往复的道理。在十二消息卦中，阳爻生长（阴爻消退）到极点时就会走向反面，即阴爻开始生长（阳爻消退），而到阴爻生长到极点时，又转向阳爻的生长。如此循环不已。

变易观及循环周期观对中国科技影响重大。仅就象数学家的科学成就而言，汉易中的卦气说，以六十四卦阴阳爻象的相互变易过程说明一年节气、

物候的变化周期。其中以十二消息卦代表十二个月，从复卦十一月阳生，到乾卦四月阳气极盛，转为巽卦五月一阴生，至坤卦十月阴气全盛。说明一年寒暖（阴阳）二气的交相推移过程。邵雍反对天体永恒不变说，依先天六十四卦运行规律，表达天体运行的周期观念进而描述宇宙万物生灭成毁的循环周期。张介宾以易学变易观解释中医原理，认为人体脏腑经络功能按五行生克法则构成一循环过程，而且生克互相包涵，构成各器官的动态平衡。方以智《物理小识》认为气、声、风、光、形，都可以转化。气是本原，"气"本身是"不坏"的，气旋转则为风、振动则为声、聚发则为光、凝固则为形，彼此之间"相互转应"，无始无终。

循环变易观将物质看成是动态可变的，变化的形式是盈虚消长循环往复的，变化的根源是阴阳两种对立性能的相互作用。这种观点对整个宇宙宏观世界来说是基本合理的，整个宇宙存在永恒的大循环，而各种物体也存在暂时的小循环。这种循环是以阴阳象数的对立转化为基础的，包含着不断变化、"革故鼎新"的进步思想。同时也增强了中华文化前后承接的亲和力和稳定性。其负面影响是过分强调了循环，轻视创新发展，将循环看成是运动的唯一形式而看不见其他形式（如直线形式、非升降形式等）。缺乏历史进化发展观念，从某种程度上维持了封建社会的统治秩序（如三纲、五常的永恒性）。致使中华民族沿袭因循、模仿、重复的习惯思路，缺乏创造、创新精神，缺乏应有的活力，缺乏否定意识，造成了社会发展的缓慢，甚至倒退。

易学象数思维对中华文化的影响是深层次的，也是复杂的。如何整饬、修正象数思维的偏差，是中华文化"现代化"的一个重要课题。

《黄帝内经》思维方法论①

方法论是关于认识世界和改造世界根本方法的理论，有哲学科学方法论、一般科学方法论、具体科学方法论之分。思维方法论属于哲学科学方法论，指在思维过程中复制和再现研究对象或现象的各种方式。具体地说就是思维主体按照自身的特定需要与目的，运用思维工具去接受、反映、理解、加工客观对象或客体信息的思维活动的方式或模式，本质上反映思维主体、思维对象、思维工具三者关系的一种稳定的、定型的思维结构。传统思维方式是传统文化的最高凝聚和内核。中医思维方法论即中医研究人的生命活动、形成医学理论体系以及应用于临床实践的根本方法。

在中国传统哲学思想的深刻影响下，中医学形成了不同于西医学的思维方式。这一独特的思维方式主要表现为整体思维、意象思维、变易思维。

一、整体思维

（一）整体思维的涵义

所谓整体思维，就是以普遍联系、相互制约的观点看待世界及一切事物的思维方式。这种思维方式不仅把整个世界视为一个大的有机整体，世界的一切事物都是连续的、不可割裂的，事物和事物之间具有相互联系、相互制约的关系，而且把每一个事物的各部分又各自视为一个小的有机整体，部分作为整体的构成要素，其本身也是一个连续、不可割裂的整体，部分与部分

---

① 原载于王洪图主编《内经讲义》，人民卫生出版社出版，2002 年 8 月版。

呈现出多种因素、多种部件的普遍联系。认为天与人之间、事物与事物之间同源、同构、同序、同律。

中国传统哲学，不论儒家还是道家，都强调整体思维。《周易》一书提出了整体论的初步图式。例如，从全书结构形式上看，《周易》最基本的单位是阴爻（－－）和阳爻（－）。阴爻和阳爻三次组合构成八卦，六次组合构成六十四卦。一切自然现象和人事吉凶都纳入八卦、六十四卦系统中，表现出一种整体观念。《易传》以普遍联系、相互制约的观点解释《易经》。六十四卦六爻同时具有下中上、初中末、天地人之义，是一个天人时空统一的整体系统。道家代表人物庄子讲"天地与我并生，而万物与我为一"（《庄子·齐物论》）。天地是一个整体，人与世界是一个整体。任何一个局部都体现着全体，比如庄子认为"道"无所不在，甚至在"蝼蚁""秭稗"中。

"天人合一"是这种整体思维的根本特点。所谓天人合一，是指天道与人道、自然与人相通、相类和统一。在传统思维中，儒道两家都主张"天人合一"。道家倾向于把人自然化，儒家倾向于把自然人化，但他们都认为，人和自然界是一气相通、一理相通的。老子的道天地人"四大"，《易传》的天地人"三才"，正是这种整体思维的早期表现。而董仲舒以阴阳五行为框架的天人感应论，则提出了更加完备的整体模式。中国传统哲学的这一思维倾向，直接孕育了中医学的整体性思维方式。当然，在长期的医学实践中，《内经》又将传统哲学的整体性思维具体化、科学化。

（二）《内经》中的整体思维

在整体思维指导下，《内经》建构了一个三才合一的整体医学模式，如《素问·阴阳应象大论》说："其在天为玄，在人为道，在地为化。化生五味，道生智，玄生神。"并以三才为经，五行为纬，论述天、地、人诸事物的类属及其相互关系。《内经》的整体思维主要体现在以下两方面。

1. 人体本身是一个有机联系的整体 《内经》将人体本身看成一个有机

联系的整体，人体内部部分与部分之间既是连续的、不可割裂的，又是互相制约、互为作用的。《内经》将人体生命活动整体系统各部分、各要素（子系统）的有机联系归结为阴阳对立统一、五行生克制化、气机升降出入三种模式。用阴阳模式说明人体生命活动由相互联系、相互对立、相互制约、相互转化的两大类生理机能结构组成；用五行模式说明人体五脏功能活动是多级多路反馈联系的有机系统；用气机升降出入模式说明人不但与自然界交换物质、能量、信息，而且人体内部物质、能量、信息也是运动转化的。

《内经》认为在人生命活动中，人的生理、心理、躯体三者是有机联系的，即生命能力与躯体形骸之间、精神心理与躯体生理之间有着密切关系，提出了"形神一体"和"心身一体"观念。在形态结构上，中医学认为人以五脏为中心，通过经络系统把六腑、五体、五官、九窍、四肢百骸等全身组织器官组合成一有机的整体，并通过精、气、血、津液的作用，完成机体统一的机能活动。在生理功能上，中医学认为人体的各个脏腑器官都是互相协调活动的，任何一个脏腑、器官、组织的活动都是整体机能活动不可分割的一部分，每个器官、组织在这个整体中既分工不同，又密切配合。在人体这个系统中，脏腑经络、形体官窍、精气神等要素之间具有相互作用的整体调控规律，在每一脏腑经络、形体官窍的子系统中又有更小的子系统，又各有阴阳、气血。在病理变化上，中医着眼于分析局部病变所反映的整体病理状态，局部病变对其他部分、对整体的影响，注重对人天系统、人体内五脏经络系统、五脏经络内各子系统等各级系统进行调控，以抑制其病理变化。在疾病诊断上，由于各脏腑、组织、器官在生理、病理上的相互联系和相互影响，决定了中医在诊断疾病时，可以通过观察分析五官、形体、色脉等的外在病理表现，借以分析、揣测内在脏腑的病变情况，从而对患者做出正确的判断，并进行治疗。《内经》中有关脉诊、目诊、面诊等全息诊法记载，正是整体思维的反映。在疾病治疗上，既注意脏、腑、形、窍之间的联系，也

注意五脏系统之间的联系。在养生保健上，也体现整体观念，如在养生动静关系上强调要动中寓静、动静结合、动而中节。

2. 人与外界环境构成一个有机的整体 《内经》不仅认为人体本身是一个有机整体，而且认为人与天也是一个有机整体。《内经》有"生气通天"的论断，认为"人与天地相参也，与日月相应也"（《灵枢·岁露论》），强调人与外界环境的密切联系，从人与自然环境、社会环境的整体联系中考察人体生理、心理、病理过程，研究人体开放系统与周围环境交换物质、信息、能量以及随宇宙节律进行新陈代谢活动的规律，并提出相应的治疗养生方法。

人生活于自然环境之中，当自然环境发生变化时，人体也会发生与之相应的变化。《内经》根据五行学说，把一年分为五季，认为春温、夏热、长夏湿、秋燥、冬寒就是一年四时中气候变化的一般规律。在四时气候的规律性变化影响下，人也表现出春生、夏长、长夏化、秋收、冬藏等相应的生理变化过程。一日昼夜昏晨自然界阴阳的消长也会对人产生一定的作用。《灵枢·顺气一日分为四时》说："以一日分为四时，朝则为春，日中为夏，日入为秋，夜半为冬。"人体的机能活动产生与昼夜节律变化相似的变化以适应环境的改变。如《素问·生气通天论》说："故阳气者，一日而主外，平旦人气生，日中而阳气隆，日西而阳气已虚，气门乃闭。"地理区域是自然环境中的一个重要因素。在不同地区，由于气候、土质和水质不同，也可在一定程度上影响人们的生理机能和心理活动。如江南地区地势低平，多湿热，故人体的腠理多疏松，体格多瘦削；西北地区地势高而多山，多燥寒，故人体的腠理多致密，体格偏壮实。生活在已经习惯的环境中，一旦易地而居，许多人初期都感到不太适应，但经过一定的时间，大多数人是能够逐渐适应的。

人是社会的人，社会环境同样会影响人的机能活动，关乎人体的健康与疾病。《内经》指出："故贵脱势，虽不中邪，精神内伤，身必败亡。始富后贫，虽不伤邪，皮焦筋屈，痿躄为挛。"（《素问·疏五过论》）说明社会环境的剧烈变动对人的心身机能的巨大影响。《内经》强调人因社会经济、政治地位不同，在体质方面也存在一定的差异，因此在疾病治疗时要因人而异。

总之，《内经》整体思维是一种有机论思维，它与西方的整体思维有所不同。《内经》强调人体的整体功能，把现实事物看成是一个自组织的有机系统，整体不可以还原为部分。西方的整体观是机械决定论的，它注重的是实体和元素，把现实事物看作是无数的细小部分组成的复合体，整体可以还原为部分。《内经》有机整体性思维具有西方精密的还原分析思维所不可及的视野，能够发现用分解方法所不能及的客体的一些属性和特点。但是，我们应当清醒地看到，中医学的整体思维虽然强调对人体、人与自然社会的整体性、统一性的认识，却缺乏对这一整体各个细节的精确性认识，因而对整体性和统一性的认识也是不完备的。这种思维虽然缺少片面性，但它的不片面是建立在模糊直观的基础之上，中医理论整体观带有原始的、朴素的、直觉的、想象的成分。这是我们在把握中医学整体思维时应当注意的。《内经》整体思维与现代系统思维有相同之处但不能等同。《内经》整体思维是系统思维的原始形态，具备了系统思维的基本特征，在一定意义上两者是一脉相承的。但我们更应该看到两者之间存在较大的不同之处。现代系统论作为严格意义上的科学方法论是 20 世纪以来人类科学研究的成果，是在科学技术高度发展的基础上产生的。《内经》整体论与现代系统论并不在同一层次上，因此应积极吸取现代系统论的新思路、新方法，使中医学整体论跃上新的层次。

二、意象思维

（一）意象思维的涵义

所谓意象思维，就是指运用带有感性、形象、直观的概念、符号表达对象世界的抽象意义，通过类比、象征方式把握对象世界联系的思维方式。意

象思维作为中国传统思维方式的重要内容之一，与西方人重抽象思维的倾向形成反差。

中华民族的意象思维在古代得到特别的发展而早熟，《周易·系辞传》说："易者，象也。象也者，像也""夫象，圣人有以见天下之赜，而拟诸其形容，象其物宜，是故谓之象""见乃谓之象。""象"字有三重涵义：一指事物可以感知的现象，包括肉眼可以看见的物象和虽肉眼无法看见但可以感知的物象；二指模拟的象征性符号，如卦象、爻象；三指取象、象征，为动词意。"意"是"象"所象征的事物蕴含的特性和规律。《周易·系辞传》说："立象以尽意，设卦以尽情伪。"所谓"意象"就是经过人为抽象、体悟而提炼出来的带有感性形象的概念或意义符号。就"象"与"意"的关系而言，意为象之本，象为意之用；象从意，意主象。意象思维的涵义在于：一方面它通过形象性的概念与符号去理解对象世界的抽象意义，另一方面它又通过带有直观性的类比推理形式去把握和认识对象世界的联系。传统哲学的意象思维渗透到《内经》中，成为中医学思维方式的主要内容之一。

意象思维主要体现在取象比类的思维方法之中。取象思维就是在思维过程中以"象"为工具，以认识、领悟、模拟客体为目的的方法。取"象"是为了归类或比类，即根据被研究对象与已知对象在某些方面的相似或相同，推导其他方面也有可能相似或类同。取象的范围不是局限于具体事物的物象、事象，而是在功能关系、动态属性相同的前提下可以无限地类推、类比。

（二）《内经》中的意象思维

《内经》的意象思维主要体现在以下方面：

1. 运用取象比类法建构藏象理论　对于藏象理论的形成，《素问·五脏生成论》提出"五脏之象，可以类推"的原则，王冰注释曰："象，谓气象也。言五脏虽隐而不见，然其气象性用，犹可以物类推之。"张介宾说："象，形象也。藏居于内，形见于外，故曰藏象。"（《类经·藏象类》）根据五行之象，《素问·金匮真言论》从直观经验入手，按照功能行为的相同或相似归为同类的原则，将自然界和人体分为五类，然后发掘出蕴含于"象"中的深层的藏象理论。

2. 运用取数比类法说明生理病理现象　　取数比类是以易数表示抽象意义，并通过易数推演事物变化规律的方法。易数主要有卦爻数、干支数、五行生成数（河图数）和九宫数（洛书数）。《素问·金匮真言论》用五、六、七、八、九说明"五脏应四时，各有收受"的整体联系。《素问·六元正纪大论》以"太过者其数成，不及者其数生，土常以生也"及数的生克胜复之理阐释五运六气的常变规律。《素问》"运气七篇"用的是干支之数，通过取数比类推测六十年气候的变化规律及其与人体疾病的关系。《素问·上古天真论》中人体发育与生殖基数的女七男八，即阴阳进退之数；《素问·金匮真言论》中五脏四时应数，即五行生成之数。

值得注意的是，取象比类作为人类把握对象世界的一种方式，历来就具有很重要的认识论价值和科学价值。通过类比，可以启迪人的思维，帮助人们打开想象的翅膀，由此推彼，触类旁通，去认识和发现新的事物。医家们在医学实践中运用这一思维方法，发明了不少新的诊疗方法。但是，取象比类这一思维方法的缺陷也很明显，那就是过于注重事物或现象的共性、共同点和相似点，忽视了不同事物的特性和不同点。如果所推导出的属性恰好是它们的不同点，那么得出的结论就必然是错误的。

三、变易思维

（一）变易思维的涵义

所谓变易思维是以运动变化观点考察一切事物的思维方式。变易思维强调事物的运动变化，注重在两极对立中把握事物的辩证统一，因而具有辩证法的特征。变易思维从属于辩证思维。辩证思维包含整体思维、相成思维、

变易思维。相成思维把任何事物都看成是相互对立、相互依存、相互转化、相互包含的两个方面的统一体。可以说相成思维是变易思维的基础，变易思维强调对立两面的相互作用推动事物的发生发展变化。

在中国哲学史上，变易思维的产生源远流长。首先，道家学说中含有丰富的辩证法思想。道家的创始者老子认为，"道生一，一生二，二生三，三生万物，万物负阴而抱阳，冲气以为和"（《老子》四十二章）。说明"道"作为宇宙的本源，其内部总是包含着阴阳对立的两种势力，正是这两种对立力量的推动，产生了万事万物，由"一"到"二"到"三"到"万物"的过程正是道化万物的过程。老子还提出"反者道之动"的著名命题，说明事物的发展是一个向其对立面转化的过程。庄子也强调事物的变化，将事物生杀盛衰之化视为一个具有连续性、整体性的变动不息的洪流。儒家也把宇宙看成是变动不居的过程。孔子曾说："四时行焉，百物生焉。"（《论语·阳货》）把自然界的变化看成是一个如江河之水流动的连续过程，即"子在川上曰：逝者如斯夫，不舍昼夜"（《论语·子罕》）。又提出"叩其两端而竭焉"（《论语·子罕》），强调要考察问题的两个方面。作为先秦哲学的集大成者，《易传》表现出更为明显的变易思维特征。如果说《易经》本身就是一部研究"变易"的著作，那么，作为《易经》解释之作的《易传》更是明确地把宇宙规定为一个运动变化的大过程。《周易·系辞传》曰："易之为书也不可远，为道也屡迁，变动不居，周流六虚，上下无常，刚柔相易，不可为典要，唯变所适""一阴一阳之谓道""刚柔相推而生变化。"其认为宇宙的本性就是变动不居的，天地万物均处于运动变化的状态，相反相成，相反的双方、对立的两面（阴与阳，刚与柔）是事物变化的根本原因。这一思想直接影响了《黄帝内经》医学体系的形成。

（二）《内经》中的变易思维

1. 运用变易思维说明人体生命运动变化过程　《内经》认为人体生命是

一个生长壮老已的运动变化过程，脏腑经络气血具有升降出入运动机制与规律。《素问·玉版论要》说"道之至数……神转不回，回则不转，乃失其机"，认为有序的运动变化是生命存在的基本形式。《内经》还认为，要维持人体生命的正常运转，关键是保持动态平衡，具体表现为阴阳对立统一，气血相辅相成，气机升降出入，以及营卫循环不止。

2. 运用变易思维说明病理现象及其变化和发展的规律　《内经》从致病因素与抗病能力双方的对立斗争与胜负关系论疾病发生机理，认为导致疾病发生的双方又互为消长，具有相对的性质，提出"生病起于过用"（《素问·经脉别论》）的发病观。又如《内经》从人体各层次机能的紊乱失调以至于衰竭分离认识病理的变化，认为人体阴阳的和谐平衡被破坏即阴阳失调、气机升降出入逆乱，则会致病。从气的升降出入来看，《素问·六微旨大论》说："出入废则神机化灭，升降息则气立孤危。故非出入，则无以生长壮老已；非升降，则无以生长化收藏。是以升降出入，无器不有。"说明没有升降出入，便没有生长壮老已的生命过程，也没有自然界生长化收藏的生化过程，升降出入的反常会导致疾病的发生。

3. 运用变易思维指导中医临床诊断和治疗　《内经》认为诊断施治必须先审阴阳，要依据阴阳、寒热、虚实、表里、气血、水火、标本等对立统一关系的不同性质及其在一定条件下相互转化的规律确立不同病症的证治原则。就治疗而言，《内经》依据本质与现象的辩证关系，提出了治病求本、补泻调整、因势利导等治疗法则和病治从逆、病治异同等具体治法，强调法随病变。《内经》还提出病有标本、治有先后缓急的治则和因势利导、补虚泻实治法。

4. 运用变易思维指导疾病的预防与养生　《内经》认为，疾病应以预防为主，人体如能阴阳协调，并与天地间阴阳变化相协调，就可以做到防患病于未然，达到延年益寿的目的，故《素问·生气通天论》曰："是以圣人陈

阴阳，经脉和同，骨髓坚固，气血皆从。如是则内外调和，邪不能害，耳目聪明，气立如故。"

综上所述，《内经》在研究人体生理、病理和疾病诊治过程中，大量运用了变易思维的原则，使主观认识符合生命运动的客观变易过程。从变易思维本身的性质来看，它与现代系统科学的某些原则非常接近，都强调从组成事物整体的各个要素间的相互联系、相互作用上理解事物的本质及其发展规律，都强调事物的变化是一个"反复"的转化过程。但是，《内经》变易思维对组成事物整体的各要素间的相互联系和相互作用缺乏明确的科学根据，因而，只能说它是朴素的系统变易观，它对事物整体的认识也是笼统的、模糊的。往往将事物的变化看成是一个循环反复的封闭性过程，而不是不断向更高层次发展的开放性的变化过程。变易思维既有崇尚变易、穷则思变的积极的一面，也有因循保守、安于现状的消极一面。

张行成先天数学初探①

——三论中国数学派

摘要：南宋易学家张行成是继邵雍之后的又一位数学派哲学家，在"象"与"数"的内涵和关系问题上，认为"象"为卦爻象，"数"为奇偶数；先数后象，由数生象。在"理"与"数"问题上，主张数生于理。提出"理数"的概念，以"理数"为宇宙万物的本体。通过对"太极"的阐释，进一步表明"数本论"思想。认为"太极"是兼包理气、虚实、动静之"数"。通过《易》《玄》的比较说明"先天图"为浑天象，"太玄图"为盖天象。先天图实际上反映的是先天数。由"象"而推及"数"，由"数"而推及"理"，由"理数"而说明天道规律和宇宙本体，是张行成象数哲学的最大特色。

关键词：张行成　数本论　先天数学　宋代易学

中国哲学史有没有一个数学派？近年学术界已开始关注这一问题。笔者曾发表过两篇文章[1][2]，认为哲学本体论上的数学派出现于宋代，以邵雍、张行成、蔡氏父子为代表。本文仅对张行成的先天数学思想做一探讨。

张行成，字文饶，因学归邵雍，"学康节先生易几十年"，人称"观物先生"。约生活于公元 12 世纪。著有《周易述衍》《皇极经世索隐》《皇极经世

---

① 原载于《周易研究》2003 年第 2 期。

观物外篇衍义》《易通变》《翼玄》《元包数义》《潜虚衍义》等。

《周易述衍》十八卷，相传为张行成杜门十年而撰成，主要是通过对《周易》的解说，以明三圣之义理。《皇极经世索隐》两卷与《皇极经世观物外篇衍义》九卷，分别为解说邵雍《皇极经世》观物内、外篇之作。张行成受易于谯定，而以邵雍之学为归宿，以康节后学自居。对观物内外篇极为推崇。他在《皇极经世索隐原序》中说："观物篇之言，广大措意，精微如系辞。然稽之以理，既无不通；参之以数，亦无不合。"认为邵雍之子邵伯温的解说不够详细，故作此书，着重对《观物内篇》的"元会运世"数（观物之数）以及声音律吕做了"索隐"，指出邵雍之数虽不过一万一千六百余言，"而天地之物、之象、之数、之理，否泰消长损益因革其间，罔不包罗"（《皇极经世索隐原序》）。在《皇极经世观物外篇衍义原序》中对《观物》内外篇做了比较，"内篇理深而数略，外篇数详而理显"，认为内篇是邵雍所著，外篇为邵雍弟子所记，学习先天之学要从外篇入手。对外篇的缺文脱误做了补正，分数、象、理三类相从为九卷（各为三卷），改变了原本杂纂而无定例的情况。

《元包数义》三卷和《潜虚衍义》十六卷分别为解说卫元嵩《元包》和司马光《潜虚》的专著，属推衍术数以明易理之作。《翼玄》十二卷为解说扬雄《太玄》的专著，实将《太玄》与《周易》做比较，以阐明《周易》之理，该书还提出了"易先天图"，为现存文献中"阴阳鱼太极图"的最早记载者。

《易通变》四十卷是张行成的代表作。该书取邵雍先天图十四图敷演解释以通易之变，又将邵氏图式归纳为"象图"和"数图"两个基本图式。"象图"来源于先天卦位图，表示生物之时；"数图"又称坎离既济图，表示生物之数。两者又都来源于天奇地偶之数的变化。《易通变原序》说："盖天地万物之理尽在其中矣。谓先天图也，先生之学祖于象数二图。"《易通变》

提出了奇偶数为《周易》之本、理数为万物之祖的基本观点。

可以说张行成是上承邵雍、下启二蔡的重要人物，是"数"本论学派的重要代表人物。正如比他稍晚的易学家魏了翁所评说："（张）行成大意，谓理者太虚之实义，数者太虚之定分。未形之初，因理而有数，因数而有象；既形之后，因象以推数，因数以知理。"（《宋元学案·张祝诸儒学案》）此说不仅精练地概括了张行成的学术特点，而且揭示了张行成理数合一的数本论本质。

一、象数观

张行成在"象"与"数"的内涵和关系问题上，继承了邵雍的观点，认为由数生象、奇偶数为《周易》之本。

关于"象"与"数"的涵义，他认为"象"为卦爻象，"数"为奇偶数。其《皇极经世观物外篇衍义》卷八说："奇偶者，数也；数生象，乾坤者，象也。"

关于"象"与"数"的关系，他赞同"因数生象"的观点。"因数而有象，因象而有卦。"（《易通变》卷三十四）象是依据数而产生的。他还说："夫天下之象生于数。"（《元包数总义·序》）"象生于数，数生于理，故天地万物之生皆祖于数。"（《易通变》卷十二）他在解释邵雍"数生象"命题时说："有数之名则有数之实；象者，实也。"（《皇极经世观物外篇衍义》卷八）他认为奇偶之数生成乾坤卦爻之象，卦爻象为奇偶数之实有和表现。在解释邵雍"意、言、象、数"时说："是故易起于数也……当此数者，必具此象；有此象者，必应此数。"提出数为易之起源，同时数与象又是相应互具的关系，是"体用""合一"与"分两"的结果（《易通变》卷一）。

张行成在《易通变》中将邵雍先天图十四图归纳为"象图"和"数图"

两个基本图式。邵雍十四图为：象图（乾坤交泰图）、数图（坎离既济图）、四象运行一图（由象图演变而来）、八卦变化八图（由数演变而来）、有极图、分两图、挂一图。《易通变原序》说："盖天地万物之理尽在其中矣。谓先天图也，先生之学祖于象数二图……先生之书大率藏用而示人以象数，实寓乎十四图。先生之意推明伏羲之意也。"张行成认为这十四图"有体用伦次，先天之宗旨也，康节之学盖本于此"（《易通变》卷一）。"象图"和"数图"是十四图的根本。"象图"又称乾坤交泰图，来源于先天卦位图，表示生物之时；"数图"又称坎离既济图，来源于先天卦序图，表示生物之数。象图、数图皆出于天地奇偶之数的演变，"天地变化有自然之数，圣人效之以作易也"（《易通变》卷三十六）。

张行成在邵雍先天图的基础上推衍出几十个图式，认为邵氏象图、数图以及十四图都源于天地奇偶数的演变，天地奇偶数是自然之数，是《周易》之本，《周易》的符号——卦爻象即是数演化的产物。所谓"太极生两仪，两仪生四象，四象生八卦"，就是数的演化，"奇一象太极，偶二象两仪，真数三也，并之得三画成乾，偶之得六画成坤，以三奇偏交三偶，上中下、始中终，得三少阴之象，一乾三阴一坤三阳，八象既具，于是观乾坤之互，变分天地之统属"（《易通变》卷九）。"太极"蕴含了象数的全体，分为两仪即天仪圆图和地仪方图，两图只有数而无形象，前者为太极之性，后者为大物之质。"圆者天之仪也，外圆中虚，有数而未有天，为太极之性；方者地之仪也，外方中密，有数而未有地，当大物之质。两仪已生，性质已判，故有数，有数则有位矣。"（《易通变》卷一）只有两仪——方圆二图相交，才有卦爻之象。方圆二图即邵雍的先天卦序图和先天卦位图，"太极"则是方圆二图的来源，"太极包含万象，以为有而未见，以为无而固存。是故大衍五十之虚一，即四十九蓍之合一也"（《易通变》卷一）。太极即数"一"，实蕴含奇偶数。太极分两仪，两仪有数而无形，两仪分四象，四象生八卦，八卦中"乾兑离震为日月星辰之变数；坤艮坎巽为水火土石之化数"，均由数化生而来，"一二三四五六七八者，数也，数所以定其位。位者体也，故有位斯有卦。德者用也，故有卦斯有爻"（《易通变》卷一）。六十四卦则是八卦数的组合，如乾卦为一一，坤卦为八八，既济卦为三六，泰卦为八一。此外，张行成继承邵雍先天学数本论思想，还从数的角度解释《周易》卦名和术语。

二、理数观

张行成理数观基本上是继承邵雍的观点，在"理"与"数"问题上，主张数生于理，"因理而有数，因数而有象，因象而有卦"（《易通变》卷三十四）。"夫天下之象生于数，数生于理。未形之初，因理而有数，因数而有象；既形之后，因象以推数，因数以推理。"（《元包数总义·序》）"象生于数，数生于理。"（《易通变》卷十二）"理之自然，数生于理故也。"（《翼玄》卷一）

张行成所指的"理"不是二程的"理"，而是邵雍的"理"。二程的"理"主要指"天理"，"本然之理"，是宇宙的终极本原和主宰世界的唯一存在，又是道德伦理规范和社会等级制度的总称，还具有事物自然特性及其发展变化规律的意义。邵雍之"理"主要指"物理""条理""天地之理""天人之理""性命之理""生生之理"，即天地万物的普遍法则和原理，当然也包含数的变化的法则与逻辑性。邵雍、张行成之"理"偏向于自然规律的"理则"，而不偏向于社会道德伦理。

张行成所说的"数"也就是邵雍所说的"理数"，既指穷尽天地万物之理（"穷天地终始""尽物之形""尽物之体"）的量度，也是指万物生成的变化法则。张行成沿用邵雍的称谓，称之为"理数"。"数"实际上是"理"的代称。"理"为条理、分理、万物生成变化的理则，"数"亦即万物生成变化的理则。"数"与"理"是一致的。数是就理的度量、法则而言，理是就数的原理、道理而言。张行成在《易通变》卷十二中说："道依数而行，数由道而神。""道"即是"理"，说明理与数互相依存、互相发明。认为邵雍"思致凝远宜乎造易之妙，通乎数则通乎道"，以万事万物之数穷尽万事万物之理。张行成说："真天地自然之理，自然之数也。"（《皇极经世观物外篇衍义》卷二）这个"数"又具体指邵雍的先天数、经世数，"万物生于地而祖于天，故经世之数皆合乎蓍数也"（《易通变》卷三十四），"天地万物之象之理，无逃乎先天数者"（《易通变》卷七）。"数"既表示卦象之序、之位，又可表示万物之序、之位。万事万物的象（含卦象物象）、理（含变易化生之理）都在先天数表达之中。"理"指"易理""物理"，实指数的变易之理；"数"指奇偶数、天地数、先天卦数，实指万事万物变化之理数。因此"理"与"数"在内涵上实有相通之处，张行成既说"数生于理""因理而有数"，又说"天地万物之象之理无逃乎先天数者"，可见"数"与"理"在不同的场合有不同的内涵，在"数生于理"的命题中，"数"指有形的、具体的奇偶数，"理"指奇偶数变化的道理；在"理无逃乎数"的命题中，"数"既指有形的先天数，又指无形的先天数法则（即"理"）。尽管如此，但"数"与"理"的基本内涵却是一致的，所以张行成又有"真天地自然之理，自然之数也"的说法，并应用了"理数"这一概念，提出"数"为天地万物生成之根本。其"理数"指万物自然规律的数的规定性。即万物自然之理则，既是"数"亦是"理"。

"数"——"理数"是张行成哲学中的最高范畴，在理数合一观指导下，张行成进一步提出了数本论思想，认为"数"——"理数"是世界万物的本原体。"数"不仅是《周易》的本源，"天地变化有自然之数，圣人效之以作易也"（《易通变》卷三十六），而且是宇宙万物的本体、是天地万物之祖，"天地万物之生皆祖于数"（《易通变》卷七），"先天之数，为天地造万物也"(《易通变》卷三十四)。"数"是天地万物生成的根本，天文、地理、算数、历史、文字、医理、音律等学问都是依据"理数"而建立起来的。"故天地万物之生皆祖于数。圣人先知先觉，因制之以示人，以分天度，量地理，观天地皆有数，况人物乎！自伏羲画卦以用太极，神农植谷以用元气，于是黄帝制历，分天度也；画野分析，量地理也。其余隶首造算，大挠造甲子，仓颉造字，岐伯论医，伶伦造律，皆以理数而示人者也。"(《易通变》卷十二)从而提出了数本论的哲学思想以及以数解物的原则方法，不仅以"数"解释《周易》，而且以"数"解释天文、地理等一切自然现象以及人体的生理结构，这在《易通变》中占了大量篇幅。

因此，应该说邵雍是"数"（"理数"）本体论的创立者，张行成则是数本论的继承和发展者。从"数"的角度看，邵雍、张行成的"数"是蕴涵天地万物之理的"数"，而不同于毕达哥拉斯的"数"；从理的角度看，邵雍、张行成的"理"是用数表达的"理"，是天地万物生成变化之理，而不同于程朱的"理"。可见，邵雍、张行成的"数本论"——"理数"本体论既不是毕达哥拉斯的"数本论"，又不是程朱的"理本论"。

三、太极观

象数派易学家与其他各家一样，也是通过对"太极"的阐释，进一步表明自己的本体论。张行成在邵雍"太极"观的基础上，明确提出"太极"是兼包理气、虚实、动静之"数"。从而论证了其数本论思想。

1. 太极兼包虚实、动静

张行成对邵雍的太极为一、为心、为道、为气进行解释，将邵雍看似矛盾的太极观从"虚实""动静"两方面加以整合，从而得到了合理的说明。"太极兼包动静，静则见虚，动则见气。气动为阳，静复为阴。故太极判而为阴阳，二气相依以立而未尝相无。"(《皇极经世观物外篇衍义》卷四)

关于太极兼包的"动静"和"虚实"，张行成认为是"静则见虚，动则见气"，"动静"是就功能（用）方面说的，"虚实"是就形质（体）方面说的，两者不可分离。关于"虚""静"，张行成说："寂然不动，虚则性也。"（《皇极经世观物外篇衍义》卷八）"太极本静，故不动为性，发则神。"（《皇极经世观物外篇衍义》卷八）"虚""静"指寂然不动之性，为太极的本性。所谓"实"则指太极的实质、形体，张行成以为太极之实为"气"，他在《观物外篇》卷七中多次提到"太极者，大中之气也"，"太极，一气也"，"太极者，元气函三为一也"。"虚"与"实"往往相对而论，"太极之虚，为乾坤之性；太极之气，为乾坤之体"（《皇极经世观物外篇衍义》卷七），"太极一也，指一为虚，气实存焉……太虚之中，初未见气，即气即虚，非一非二。太极者，兼包有无不倚动静其元之元欤"（《皇极经世观物外篇衍义》卷七），"太一者，太极之一。非虚非气，即气即虚"（《皇极经世观物外篇衍义》卷八）。他反复强调太极是"虚"之"性"与"实"之"气"的合一体，而不是单一的"虚"或"气"，"非虚非气，即气即虚"。实（气）与虚之间的关系为，"天地万物包于虚，而生于气。虚者，阴也；气者，阳也。虚以待用，气以致用也。气出于虚，役物藏用"（《皇极经世观物外篇衍义》卷七）。其认为"虚"与"气"是太极不可分割的阴阳两面。"气出于虚"，"虚以待用，气以致用"是就太极的本性与功用而言，虚为本性，气为功用。

2. 太极兼有理、数之义

张行成在太极具有虚实两义的基础上，进一步指出，"理"为太极之实，"一"为太极之虚，"太极一也，指一为虚"（《皇极经世观物外篇衍义》卷七）。除以"气"为太极之实外，张行成还提出"理"为太极之实，"太极者，太虚也；太虚无物，理为实义"（《易通变》卷三十四），"理者，太虚之实义"（《皇极经世观物外篇衍义》卷七）。以"理"为太极之实义，从而引出太极为理、数合一体的结论。作为太极之实的"理"指什么？张行成继承邵雍说，以"理"为天地万物的本然之理则，而这一理则即是事物万法之本原，太极之根本，"盖万法出乎理，理之所至，自然而成，然理者，天下之公，非我所得……是谓天德太极之根，可以成己，可以成物"（《皇极经世观物外篇衍义》卷八）。这个"理"实为数的变化理则，张行成说："是故太极，元气函三为一也。天下之理，有一必有二，有二必有三。"（《皇极经世观物外篇衍义》卷七）太极之"理"体现在数的分合上，"太极者，肇分十数，斯具天五地五，各以一而变四，其二无体，所者八。有天而地效之。所谓八者四而已，故卦止于八，而象止于四也"（《皇极经世观物外篇衍义》卷七），"阴阳分太极，在道则为乾坤，在气则为天地，钟于人则为男女，散于物则为动植，于其中又细分之，至于不可数计，无非两也，合一则致用"（《皇极经世观物外篇衍义》卷八）。这是就太极的一分为二的变化、生成法则而言的，是筮法生成论及宇宙生成论，但逆推之，则合二而一，最后归为太极，太极为一，"太极为二之一，在先天图则剥当阳一，当阴一，而祖于乾坤也"（《皇极经世观物外篇衍义》卷五）。这种分二、合一的数的法则，即是太极之理。张行成在解释邵雍"太极一也，不动，生二"一节时说："太极者，一元。一元者，乾元、坤元之本，合而未离者也……故太极为一，不动，生二，二即是神。夫太极动而生阳，阳为奇一也；动极复静，静而生阴，阴为偶二也……真全之理，自然生神，神应次二，有动有静，于是生数……数生象……神则数者，动静变化，倏阴忽阳，一奇一偶，故有数也。"（《皇极经世观物外篇衍义》卷八）这是从太极蕴含的"神"的功能立论，以一分为二的动静、阴阳变化为"神"，为"理数"，为事物自然变化的"真至之理"。此理即代表事物生成次序的"数"的理则。张行成认为，"易起于数"（《皇极经世观物外篇衍义》卷七），这种"数"即"理数"，是万事万物的本原。

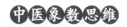

太极之数在于"一","一"不是一般的数，而是理数，代表"中虚"，即"是一也，在二为三，在四为五，在六为七，在八为九，皆中虚致用之处也。是故人物与天同数者，太极中虚之用也"（《易通变》卷七）。从数上论，太极之"中虚"为三中去二之一、五中去四之一；从致用角度看，二因一而三，四因一而五，六因一而七，八因一而九。张行成认为邵雍这种"理数"法则，"所以错综互用者，因其自然之理，非先生之臆说也"（《易通变》卷一），代表自然万物的理则。而"一"作为太极，则是万事万物的本原。

张行成认为太极之理数出于心中。他解释邵雍"心为太极，又曰道为太极"说："蓍合一握四十九之未分，是谓易有太极。太极者，太一也。包含万有于其中，故曰道为太极，在人则心为太极。太极不动，应万变而常中，乃能如天，故揲蓍挂一也。"（《皇极经世观物外篇衍义》卷八）这是从揲蓍法上解释"太极"，以四十九数合而未分为太极，以包含万有为"道"，以人心为"心"。他在解释邵雍"先天学心法"时，又以天地之中为"心"，即"先天图自坤而生者始于复；自乾而生者始于姤。皆在天地之中，中者心也。故先天之学为心法而主乎诚。盖万法出乎理，理之所至自然而成"（《皇极经世观物外篇衍义》卷八）。又解释邵雍"无极之前""有象之后"，认为"此明先天图复姤生于乾坤而为小父母也"。并以复姤为天地之中，为太极，即"极，至也，中也。理以中为至。太极者，大中之谓也。谓太极为无，偏系于无，非中也；谓太极为有，偏系于有，非中也"（《皇极经世观物外篇衍义》卷七），此是以不偏执于有无，遵于"中道"为"中"。并以此"中"为"天下之理"，进而论述"南北阴阳""东西天地"为"中"者，即天地、阴阳之所合这个"中"，用数表达即"混而为一"，即"含三为一"，亦即"理数"。

总之，张行成的"太极"观是一种兼包了虚实、动静、气神的"理数"，"气"是就太极的形质而言，"理"是就太极的本性而言。这个理即"理数"，即万物生成变化的理则及数的规定性。

四、易玄观——易先天图

张行成在向皇上进呈的易学七书中有一书名《翼玄》，《翼玄》的最大特点是比较《太玄》和《周易》，从表面上看是注释《太玄》，实际上用了大量的篇幅注释《周易》。如卷一开宗明义曰："一者，玄也。一生三，其数成六，天之用也。故易一卦六爻""易，天也，分于地者，君用臣也；玄者，地也，宗于天者，臣尊君也""玄用九数，故中于八；易用十五数，故中于九。易兼九六，玄独用九也。易之八者天体，玄之九者地用也。"提出易天玄地、易八玄九的观点。

在与"太玄图"的比较中，张行成提出了"易先天图"，"易先天图"实际上是对邵雍先天图的图解。《翼玄》提到的"易先天图"大抵有三个：一个是先天方图，一个是先天圆图，一个是方圆合一图。分别为邵雍先天八卦、六十四卦方位图中的方图、圆图、方圆合一图。按天圆地方说，先天方图表示被天包着的地，先天圆图表示包着地的天，方圆合一图表示天地合抱、天地合一。在三个图式中，张行成对先天圆图似乎情有独钟，往往单称它为"先天图"。如卷十载："先天图合为一天也""先天图右行者，逆生气以变时也；左行者，顺布气以生物也。天地之道，逆境所以自生，顺境所以生人，亦忠恕之理也""先天象圆，合乎一者天也。"卷一载："易之圆图，自一阴一阳以□□□二则由外而之内。"

检索现存文献资料，笔者发现最早的一张太极图在张行成的《翼玄》中，并推测张行成很可能就是在蔡元定（季通）以前得到这幅图的"蜀之隐者"。有学者认为"易先天图"是清代乾隆年间李调元辑刊《函海》本《翼玄》（因避讳故作《翼元》）时加上去的，对此笔者曾做过考证和辩解[3][4]，此不赘述。

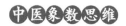

本文所要强调的是，张行成是通过《易》《玄》的比较说明"先天图"为浑天象，而"太玄图"为盖天象。先天图实际上反映的是先天数。他明确指出"盖易者，天用地之数……浑天象也；玄者，地承天之数……盖天象也"，"易方圆二图，天地相为体用也"，"盖易者，天用地之数，方圆二图合于一者，以圆包方，地在天内，浑天象也"（卷一），"易图方圆合一者，地在天中，浑天象也"（卷七），"盖浑之理无异，唐一行能知之，而盖天家学失其本原，故子云、康节，皆非其说也"（卷一），由"先天图"为浑天象进一步论证"易"为浑天象。

先天图反映先天数，先天数反映天道的变化规律。《翼玄》卷十说："易先天爻象图，自乾坤始者，阴阳之象，上下皆右行；自复遇姤者，阴阳之象，上下皆左行，列于二也。"这种卦爻的左行、右行规律正是万事万物左行、右行即阴鱼阳鱼互纠规律。值得注意的是，这种左右偕行、阴阳互纠的规律是可以量化的。"易先天图"以及赵扬谦的"天地自然河图"都是可以量化的，都是对先天八卦、先天六十四卦的量化。从这个意义上说，后世各种以两个半圆构成的"太极图"都是错的，因为都不能量化。张行成在《易通变》十四图中，列第一图为"有极图"，"有极图"即"先天图"。此图实为方圆合图（圆图变形为八边形）。其中对圆图的解释可以看出"阴阳鱼"图的蕴意。"太极包含万象，以为有而未见，以为无而固存……天地之象已具乎浑沦之中，太极之全体也。"（卷一）"圆图右行者，六变未有一之卦也；左行者，五变已有一之卦也。"（卷一）"先天图自一阴一阳六变各至于三十二，是为地之一柔一刚，复姤代乾坤以为父母，刚柔承阴阳以成变化，而天下之能事毕矣。"（卷一）以阴阳爻的数量变化解释六十四卦圆图的排列规律，进而解释宇宙万物的生长变化的规律。

由"象"而推及"数"，由"数"而推及"理"，由"理数"而说明天道规律和宇宙本体，是张行成象数哲学的最大特色。

参考文献

［1］张其成．中国数本论学派．国际易学研究：第五辑．北京：华夏出版社，1999

［2］张其成．易学数学派太极观．中国传统哲学新论．九州图书出版社，1999

［3］张其成．阴阳鱼太极图考．周易研究，1997，（1）

［4］张其成．易图探秘．北京：中国书店出版社，2001

《周易参同契》卦爻涵义再探①

摘要：《周易参同契》以《周易》卦爻象数作为符号，既说明外丹炉火，又隐含内丹修炼。"乾坤"多数学者认为就是比喻外丹炉鼎和内丹人身，本文认为还比喻金丹练就的形象以及阳极盛和阴极盛之时的火候。"坎离"主要指外丹的铅汞药物和内丹的元精（元气）、元神，而没有表示火候的涵义。"八卦"主要用于表示火候，实际上只用六卦（除去坎离二卦）。"十二消息卦"表示人身能量流的阴阳变化，即炼丹火候的阴阳消长变化。《参同契》巧妙地借用了《周易》卦爻符号表示火候，从而解决了时空、质量、场的转换问题，构成时空统一的、可顺可逆的四维模式，无疑是一个了不起的发明。

关键词：《周易参同契》　卦爻　内丹　外丹

作为第一部金丹学著作，《周易参同契》给我们留下了太多的谜：这么一部奇特的书究竟是谁创作的？它在"词韵皆古，奥雅难通"的外表下究竟隐藏了什么秘密？它究竟是讲外丹还是讲内丹的？《周易》的"乾坤""坎离""八卦"究竟暗示什么？被养生家视为秘而不传的"炉鼎""药物""火候"究竟是什么？这些问题不仅是千古论争的焦点，而且是引起人们探索欲望的奥妙之处。本文仅就《周易参同契》卦爻符号的意义做一探讨。

《周易参同契》版本众多，今依据五代彭晓《周易参同契分章通真义》本，该本全文分为九十章，最后有《鼎器歌》一首，《赞序》一篇，共8000

---

①　原载于《周易研究》2006 年第 1 期。

多字。基本是四字或五字一句的韵文体，也有少数长短不齐的散文体。《周易参同契》的最大特征就是假借《周易》、黄老之理来论述炉火——丹道大法。以《周易》卦爻象数作符号，配合日月运行的规律，说明外丹炉火的铅汞反应，说明内外丹之"炉鼎""药物""火候"，实际上隐含阴阳交感男女合炁的内丹秘术。从而可以解开《周易参同契》的秘密。那种认为它就是一本专论外丹的书或者就是一本专论内丹的书的观点均有失偏颇，我们认为，《周易参同契》一书兼论内丹和外丹，通过外丹讲内丹，贯通清修丹法和阴阳（男女）双修丹法，是对秦汉以来神仙家、炼养家各种长生之道、炼养方术的总结与提升。

一、乾坤

《周易参同契》中的"乾坤"，历代研究者基本上都认为是指炼外丹的炉鼎和炼内丹的上下丹田。如唐代容字号无名氏注："乾坤，谓鼎器也。"[1] 南宋朱熹注："乾坤其炉鼎欤。"[2] 宋代映字号无名氏注："在人则乾为首……坤为腹。"[3] 当代任法融道长注："鼎炉是炼丹的器具，在自然界则为乾坤……修炼内丹同然。其鼎器取象于自身。"[4] 笔者通过比较研究发现，"乾坤"除比喻炉鼎外，还比喻金丹练就的形象以及阳极盛和阴极盛之时的火候。

《周易参同契》"乾坤"二字连用12次，"乾"字没有单独使用，"坤"字单独使用5次。"乾坤"连用的句子有，"乾坤者，易之门户，众卦之父母""坎离者，乾坤二用""于是仲尼赞鸿蒙，乾坤德洞虚""壬癸配甲乙，乾坤括始终""乾坤用施行，天下然后治""两弦合其精，乾坤体乃成""乾坤刚柔，配合相抱""爰斯之时，情和乾坤""若达此，会乾坤"。[5] 乾坤为《周易》两个最基本卦，原本指天地，泛指一切阴阳事物。

《周易参同契》兼论内外丹，"乾坤"在外丹主要比喻炉鼎。"炉鼎"指烧炼外丹的鼎器，包括鼎和炉两种。《周易参同契》下篇"鼎器歌"对炉鼎

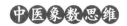

有形象的描述，介绍了安炉立鼎、运火炼丹的法则。"乾坤"在内丹修炼中，指人体上下丹田。人体上下丹田好比炉鼎，其中上丹田（头顶泥丸宫）为鼎，下丹田（脐下腹部）为炉。因此"炉鼎"是外丹和内丹、外炼和内炼的通用形象。

"乾坤者，易之门户，众卦之父母"指乾坤炉鼎是"易"的门户，也是丹药的门户。乾坤天地好比一个大炉鼎，阴阳万物变化都在其中；人身是个小天地，也是个小炉鼎，精气变化采药炼丹也在其中。"天地者，乾坤之象也"乾为天，乾为鼎上釜；坤为地，坤为鼎下釜。"坎离者，乾坤二用"烧炼丹药（坎离）是乾坤炉鼎的最大功用。"乾坤用施行，天下然后治"指炉鼎安放正确，丹药就可以烧炼成功。炼外丹需要将鼎炉安放端正，要使鼎项、腹、底三者不歪不斜，稳固端正；炼内丹同样要求鼎炉内的精、气、神三品药物齐备，要使首、腹与脐下丹田三个部位端直，两目微闭，向下垂视，以眼对鼻，鼻对心，通身庄严整齐，收视返听，万缘俱消。

"乾坤"还比喻金丹练就的形象，"于是仲尼赞鸿蒙，乾坤德洞虚"是指混沌初开、阴阳交感、金丹始生时的征象。"两弦合其精，乾坤体乃成"指一月之上弦和下弦合金木之精气已满，金丹之形结成，周天之数完成。"乾坤刚柔，配合相抱"指金丹结成，刚柔相济、阴阳相抱。"爰斯之时，情和乾坤""若达此，会乾坤"都是指金丹结成之时，乾坤交会为和融之体，动静阴阳圆融一体，生生不息。

在"壬癸配甲乙，乾坤括始终"一句中，乾坤分别配上甲壬和乙癸，表示炼丹的火候。因为乾卦为纯阳之象，所以被《周易参同契》作者用来象征炼丹的阳极盛之时的火候，此时进阳火到了极点即将转为退阴符；坤卦为纯阴之象，所以被用来表示阴极盛之时的火候，此时退阴符到了极点即将转为进阳火。

二、坎离

《周易参同契》中的"坎离"，主要指外丹的铅汞药物和内丹的元精（元气）、元神，而没有表示火候的涵义。"坎离"连用 5 次，"坎"字单独使用 5 次，"离"字单独使用 8 次。"坎离"连用句子有，"坎离匡廓，运毂正轴""易谓坎离""坎离者，乾坤二用""故推消息，坎离没亡""坎离冠首，光耀垂敷"。"坎""离"二字单用基本上都是对用，"坎戊月精，离己日光""水盛坎侵阳，火衰离昼昏""离气内营卫，坎乃不用聪""坎男为月，离女为日"。[5]另外"离"字单独使用 4 次，只有 1 次是指离卦（"离赤为女"），其他 3 次均与离卦无关（"四七乖决，睽离俯仰""三五不交，刚柔离分""近在我心，不离己身"）。

《周易》"坎离"二卦分别为阴中含阳、阳中含阴之象，指水、火等相对相克、成双成对的两类事物。《周易参同契》借"坎离"主要表示两种相对的炼丹的基本原料（药物）。在外丹，指烧炼金丹的原料铅和汞；在内丹，指维持人的生命的先天元素——元精（元气）和元神。元精（元气）与元神是人体生命的能量流，具有阴阳奇偶相配合，成对成双、刚柔相易、上下无常的特点，所以用"坎离"这一对称词语来表示，以体现阴中含阳、阳中含阴之真义。其中"坎"为元精或元气，"离"为元神。

"坎离匡廓，运毂正轴"指坎离两卦合在一起好比车毂和车轴，内外阴阳，互相依存，象征外丹之铅汞、内丹之元精元神。"坎离者，乾坤二用"指乾坤为体，坎离为用，乾坤坎离四卦是宇宙的总括，也是金丹大道炉鼎和药物的形象。元代俞琰注："离为日，坎为月，吾身之药物也。"[6]"故推消息，坎离没亡"是指在进阳火和退阴符时，对坎离药物要勿忘无助。"坎离冠首，光耀垂敷"是指坎离为炼丹的第一药物，它可以照遍人身的四肢百骸。

在彭晓所编的《参同契》旧本中，有"水火匡廓图"和"三五至精图"，但文物出版社等出版的《道藏》并未收录。

水火匡廓图左半为离（火）卦，右半为坎（水）卦。就炼外丹而言，此是"谓药物，坎是金公，离是朱汞"。当中小白圈，指丹药。实际上，这是无极图之一变，乾升于坤为坎，坤降于乾为离。离卦谓太阳，谓火，是生命产生之必要条件；坎卦谓月，谓水，谓爱欲。坎离交合，生命便随之产生，大千开始活跃。就内丹而言，就是指精（元精）和气（元气），或称为元精（元气）和元神。在元精和元神这一对药物中，元神为主，元精为客；元神为阳，元精为阴。在上述所有的名称中，以"坎离"最为形象简易，因为"坎离"二卦体现了阴中含阳、阳中含阴、阴阳不相离的意味。

三五至精图根据五行相生相克法则，金与水合，木与火合，四者混沌，列为龙虎，中央"土"为"黄芽"，最后融为一体，升华为丹药（最下小白圈）。体现"三五与一、天地至精"的道理。如果说"水火匡廓图"用龙虎相吸、雌雄交媾象征金丹药物形成的根本在于阴阳配合之理，那么"三五至精图"则强调的是金丹的至高无上性。

《周易参同契》"坎离"对用的句子有，"坎戊月精，离己日光""水盛坎侵阳，火衰离昼昏""离气内营卫，坎乃不用聪""坎男为月，离女为日"。将"坎离"与日月、水火、男女等相配合，实际上这些对称词语均表示铅汞、元精元神之"药物"，此外还有龙虎、戊己、兔乌、金蛤蟆玉老鸦、五十、魂魄、铅汞等。水为外丹的铅，内丹的元精；火为外丹的汞，内丹的元神。日属阳，阳中含阴，即离，外丹称作"砂中有汞"，内丹指元神；月属阴，阴中含阳，即坎，外丹称作"铅中有银"，内丹指元气、元精。男为汞或元神，女为铅或元精。龙为外丹之汞，内丹之元神；虎为外丹之铅，内丹之元精。戊为坎，为元气；己为离，为元神。戊土为雌土，属阴，为元气、元精；己土为雄土，为元神。兔即玉兔，为月，为阴，喻元精、元气；乌即金乌，为日，为阳，喻元神。金蛤蟆即玉兔，指月，喻元精、元气；玉老鸦，即金乌，指日，喻元神。五为阳，喻元神；十为阴，喻元精、元气。魂，又称日魂，指元神；魄，又称月魄，指元精、元气。铅、汞原本是外丹指炼金丹的两种主要原料，《周易参同契》也用它来表示内丹两种基本药物，以铅喻元精、元气，以汞喻元神。

为什么"坎离"二卦不表示火候？这是因为这两个卦的卦象不适合用来表示阴阳消长的火候特征。坎卦卦象是阴中含阳，离卦卦象是阳中含阴，而火候则或者是阳渐长阴渐消或者是阴渐长阳渐消，因而适合于阳渐长阴渐消的震卦、兑卦、乾卦和阴渐长阳渐消的巽卦、艮卦、坤卦来表示，而无法用坎离卦象来表示。

三、八卦

《周易参同契》"八卦"一词使用 3 次，有"八卦布列曜，运移不失中""若夫至圣，不过伏羲，始画八卦""八卦成象，男女施化"。"六十四卦"一词使用 1 次，有"易有三百八十四爻，据爻摘符，符谓六十四卦"。"六十卦"一词使用 2 次，有"六十卦周，张布为舆""余六十卦，各自有日"。[5]"卦"字使用 15 次，"爻"字使用 8 次。虽然"八卦""六十四卦"的名称使用不多，但八卦、六十四卦的卦名使用却相当多。如"复卦建始萌，长子继父体，因母立兆基。消息应钟律，升降据斗枢。三日出为爽，震庚受西方。八日兑受丁，上弦平如绳。十五乾体就，盛满甲东方""十六转受统，巽辛见平明，艮直于丙南，下弦二十三，坤乙三十日，东北丧其朋。节尽相禅与，继体复生龙"。[5]这一段用八卦纳甲、月象圆缺及方位来说明身中火候的方位。

所谓八卦纳甲，就是将月亮的盈亏用卦象表示，然后配上天干。实际上表示月亮盈亏的卦象不是八个卦，而是六个卦，不用坎离两卦。一个月中月

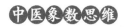

亮的盈亏——晦、朔、弦、望四个阶段可分为六节：三日、八日、十五、十六日、二十三日、三十日，这六节的月象恰好与八卦中的六个卦——震、兑、乾、巽、艮、坤的卦象相吻合。震为一阳始生之象，相当于初三上弦月象；兑为二阳之象，相当于初八上弦月象；乾三爻皆阳，表示十五满月（望）之象；巽为一阴萌生之象，表示十六日之月象；艮为二阴之象，表示二十三日之下弦月象；坤三爻皆阴，表示三十日（晦）月象。配上天干，就是"纳甲"。配天干的目的"乃以月之昏旦出没言之，非以分六卦之方也"[2]。

《周易参同契》以卦爻变化为基本模型，目的不在于说明月象的盈亏，而是说明"火候"。"火候"之说本出于外丹黄白术的炼制活动，指的是炼铅汞药石时用火的程度、程序、技巧、温度变化、火力的旺衰调节过程。运用于内丹指意念和呼吸的运用程度，元神与精气相合于任督两脉运转烹炼的过程。"火"比喻元神，是修持之功力；"候"指炼内丹的阶段，是修持的次序。《周易参同契》火候修炼的基本思想就是效法日月交替、阴阳转换的节律来把握火候的进退。所以火候分为"进火"（进阳火）与"退符"（退阴符）两个过程。后世内丹修炼小周天时元气上升叫作"进阳火"；到泥丸后，元气下降叫作"退阴符"。

月象纳甲的六卦（震、兑、乾、巽、艮、坤）中前三卦震、兑、乾为阳气上升，表示火候中的"进火"。在炼外丹过程中，就是将燃烧物送进炉中点火燃烧。内丹术将以神御气称作"进火"。当虚极静笃、入定入静之际，静极生动，阴穷阳生，元阳初现，丹田温温，即为一阳之震卦；接着元气沿督脉上行，进而得二阳之兑卦；过三关，入泥丸上丹田，元气至盛，即为纯阳之乾卦。

后三卦巽、艮、坤为阴气上升、阳气后退，表示火候中的"退符"，就是"退火"，是与"进火"相反的一种修炼方式。乾卦为阳气之极，阳极则转阴，元气随任脉而下降，阳火转为阴符，为一阴之巽卦；此后真阴益生，阳气又消，为二阴之艮卦；最后，阳尽纯阴，为三阴之坤卦，此时修炼者刚气退藏，养到空无所空，归于无声无臭至静之地，为阴符穷尽之候。

四、十二消息卦

《周易参同契》虽然没有明言"十二消息卦"一词，但却有十二消息卦的详尽论述：

朔旦为复，阳气始通。出入无疾，立表微刚。黄钟建子，兆乃滋彰。播施柔暖，黎蒸得常。临炉施条，开路正光。光耀渐进，日以益长。丑之大吕，结正低昂。仰以成泰，刚柔并隆。远游交接，小往大来。辐辏于寅，运而趋时。渐历大壮，侠列卯门。榆荚堕落，还归本根。刑德相负，昼夜始分。夬阴以退，阳升而前。洗濯羽翮，振索宿尘。乾健盛明，广被四邻，阳终于巳，中而相干。姤始纪序，履霜最先。井底寒泉，午为蕤宾。宾伏于阴，阴为主人。遁世去位，收敛其精。怀德俟时，栖迟昧冥。否塞不通，萌芽不生。阴伸阳屈，没阳姓名。观其权量，察仲秋情。任畜微稚，老枯复荣。荠麦芽蘖，因冒以生。剥烂肢体，消减其形。化气既竭，亡失至神。道穷则反，归乎坤元。恒顺地理，承天布宣。[5]

这一段文字中"复、临、泰、大壮、夬、乾、姤、遁、否、观、剥、坤"为十二消息卦（又称"十二辟卦"）的名称。《周易参同契》借十二消息卦配合一年十二月或一日十二辰，既表示外丹烹炼丹药火候的阴阳消长变化，又表示内丹人身能量流火候的阴阳变化。

十二消息卦表示整个火候过程的十二个阶段，这十二个阶段又分为"进火"与"退符"两部分，其中前六个阶段为阳长阴消，为"进火"；后六个阶段为阴长阳消，为"退符"。十二消息卦从复至乾的六卦，为阳长阴消的六个阶段。一阳复生之时，为复卦一阳五阴，是还丹之初始，此时一阳发动，其气尚微。继之为临卦二阳四阴，喻身中阳火渐渐生长。继之为泰卦三阳三

143

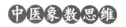

阴，喻身中三阳上升，当急驾河车，搬归鼎内，火候之运至此不可留停。继之为大壮卦四阳二阴，喻身中阳火方半，气候停匀，候其阳气自长，阴气自退，不可强制以招客气，勿忘勿助。继之为夬卦五阳一阴，此时阳气既盛，势必决而去之，河车到此，不敢停留，过此则运入泥丸上丹田所在的头顶。继之为乾卦六阳之卦，此时阳气盛极，周遍宇内，喻身中阳光圆满，而丹光发现，如一轮红日，照于天中，阴邪消灭殆尽。因为此时阳气极盛，所以随即就要阴气发动。

从姤到坤的六卦，为阴长阳消的六个阶段。姤一阴五阳，喻身中阴符起始。继之为遁卦二阴四阳，喻阴气继续上升。继之为否卦三阴三阳，此时阳气渐衰，喻身中阴符愈降愈下，犹三阴肃杀之时，刚柔相当，以柔养刚，真阴用事。继之为观卦四阴二阳，喻身中阴符过半，降而入于丹田。继之为剥卦五阴一阳，喻身中阴符将尽，而神功无所施。继之为坤卦六阴，此时纯阴用事，万物至此皆归根而复命，元神潜归气中，寂然不动，大气降入地中。

十二消息卦，阳息阴消，阴息阳消，一消一息，一升一降，往来无尽，循环无穷。天地如此，人身亦如此。《周易参同契》还将十二消息卦与十二地支配合起来，以表示火候操持过程中的阴阳转换刻度，以一日为喻表示"进火"与"退符"。子、丑、寅、卯、辰、巳六个阳时为"进阳火"，"进火"从子时开始，子时后表示阳长阴消，子时气到尾闾，丑寅在腰间，卯辰巳在脊脊，所以应该注意以阳主事；午、未、申、酉、戌、亥六个阴时为"退阴符"，"退符"从午时开始，午时以后是阳消阴长，午在泥丸，未申酉在胸膈，戌亥则又归于腹中，此一日之升降运行，午时后应该注意以阴主事。

《周易参同契》还以"复临之间""东北之乡""子丑之会""月明之时""箕斗之乡"等表示丹药逆而上行的时位，象征"进火"；以"乾巽之际"

"西南之乡""巳午之会""既望之时"等表示丹药顺而下行的时位,象征"退符";以"坤复之际""西南之乡""亥子之交""晦朔之间"表示丹药产生的时位,象征"采药"。

总之,《周易参同契》以八卦、十二消息卦符号象征丹道火候。每组符号指一个周期,即"一周天",可称"周天火候"。"周天火候"不仅指时间,而且指方位,还涉及质量变化、"场"的转换,以及人体内部在常态下难以觉察的能量流的变化等问题。"火候"是十分微妙的,不可能用时钟、刻盘来计量。所以在炼丹过程中最难把握。《周易参同契》巧妙地借用了《周易》卦爻符号表示火候,从而解决了时空、质量、场的转换问题,无疑是一个了不起的发明。《周易参同契》是时空统一的四维模式。也可以说,能量流运动的方位可以用时间表示,能量流运动的时间也可以用方位表示。用《周易》象数符号还解决了"场"的转换问题。人体能量流是一个矢量,并不总是朝同一方向运转,在不同的时间,其流注的方向也不相同,《周易参同契》认为子时开始的一瞬间与午时开始的一瞬间会"坎离易位"。《周易参同契》是"活子时"体系,即人体能量流产生和运行周期的时间,不是死的、绝对的、无条件的,而是活的、相对的、有条件的,不是不变的,而是可变的,它随锻炼程序和人体内部机能的变化而变化,能量流在子时开始和午时开始所运转的方向恰恰相反,这种相反的能量流运动必然导致"场"的转换。《周易参同契》体系中的时间不是顺流之波,而是可正可反,可顺可逆的。时空的可逆性是生命科学的奥秘之所在[7]。正如方士所强调的:"顺为人,逆为仙,只在其中颠倒颠。"

参考文献

[1] 容字号无名氏.周易参同契注.底本出处:正统道藏

[2] 朱熹.周易参同契考异.四库全书:子部道家类.上海:上海古籍出版社,1987

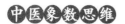

［3］映字号无名氏．周易参同契注．底本出处：正统道藏

［4］任法融．周易参同契释义．西安：西北大学出版社，1993

［5］彭晓．周易参同契分章通真义．道藏：第20册．北京：文物出版社；上海：上海书店，天津：天津古籍出版社，1988

［6］俞琰．周易参同契发挥．四库全书：子部道家类．上海：上海古籍出版社，1987

［7］张其成．金丹养生的秘密．北京：华夏出版社，2005：103－104

象数模型的构建

生命的"二体三用"模型①

摘要：中医采用"思维模型"方法建构生命形态和运动规律，而西医采用"物质模型"的方法，这是中西医认知生命的本质差异。中医"思维模型"就是以阴阳五行为代表的"二体三用"模型。藏象、经络实质上是一种"二体三用"模型，因而不能用实验、实证的方法来衡量、验证；同时又因为生命现象的极端复杂性，所以"二体三用"模型需要不断修正和完善。

关键词：生命　思维模型　二体三用　阴阳五行　藏象　经络

"生命"，是人类普遍关注的永恒主题。一般人都认为东西方对生命的认知，走的是"综合"与"分析"这两条截然不同的路径。其实这只是一种浅层的、概略的看法。我认为，就认知方法论而言，中国人偏向于"思维模型"的方法，西方人偏向于"物质模型"的方法。正确领悟以中医为代表的中国传统生命科学的认知方法、思维模型，对于藏象、经络、气血等理论实质的揭示，对于当今中医研究方法的理性反思以及中医发展方向的把握，无疑是必要的。

1. 模型方法是生命科学的核心方法

起源于拉丁文 Modulus 的"模型"一词，原义是样本、尺度、标准。科学意义上的"模型"是人们按照某种特定的目的而对认识对象所做的一种简化的描述，用物质或思维的形式对原型进行模拟所形成的特定样态。模型可分为物质模型与思维模型两大类。通过模型来揭示原型的形态、特征和本质

---

① 原载于《北京中医药大学学报》1997 年第 1 期。

的方法称为模型法。

物质模型是以某种程度、形式相似的模型实体去再现原型，它既可以是人工构造的（如地球仪、船模），也可以是从自然界获取的（如动物、植物标本）。物质模型是模拟实验赖以进行的物质手段。思维模型不是认识的物质手段而是客体在人们思想中理想化、纯化的映象、摹写。思维模型是人们在头脑中创造出来的，并且运用它在思维中进行逻辑推理、数学演算和"思想实验"，可分为形象的（唯象的）模型和符号的（标志性的）模型，前者是以理想的或想象的形态去近似地反映客体的一种思想形式，后者是借助于专门的符号、线条等，并按一定的形式组合起来去描述客体。如经典力学中的质点模型、经典物理学中的以太模型、由元素符号和线条组成的化学结构式等，都属于思维模型[1]。

模型方法是现代科学的核心方法[2]，当然也是生命科学的核心方法。

现代西方生命科学主要采用物质形式的模型，如动物模型，以模型（动物）和原型（人）之间的生理过程、病理过程、心理过程的某些相似为基础进行模拟。因为对人的实验研究往往受到主客观条件的限制，不能在精神和肉体上给人带来痛苦，不能在伦理道德上给人带来任何损害，所以需要用动物作为模型。动物模型采用实验的方法。

中国传统生命科学，从《内经》开始就采用思维形式的模型法（而不采用物质模型法），其思维模型主要有：阴阳模型、五行模型、河洛卦象数理模型，我曾将它们统称为"太极象数模型"[3]，如从思维特征上考虑，也可称之为"二三模型"。

当然不可否认现代生命科学也大量采用思维模型法。如 DNA 的双螺旋结构，由两条脱氧核糖链以及连接它的、使之处于双螺旋功能的稳定结构的碱基键组成。不过现代生命科学与中国传统生命科学采用的思维模型有较大区别，主要表现在：现代生命科学思维模型是定量化的，包括了数学模型，能从一定的基本概念和数量关系出发进行推理和演算，对有关问题和现象做出定量的回答和解释；而传统生命科学思维模型是定性化的，"二三"象数并不表量而是表性，虽然也能进行简单的运算，但不是作为严格的量的依据，而是提供定性的参考性推论。

2. 作为思维模型意义上的"二"与"三"

当前学术界有一场关于"一分为二"还是"一分为三"的论争。主张前者举出黑白、上下、正负、好坏、明暗、左右、大小、敌我等例证，主张后者举出黑灰白、上中下、正零负、好中坏、明灰暗、左中右、大中小、敌我友等例证，似乎双方都有道理。也有学者认为，一分为二是事物性质（特别是最终性质）层次的哲学分析，一分为三是事物存在状态层次的哲学分析[4]。这只是从结构分类学层面上理解"二"与"三"，其意义并不大。因为对自然万物尤其是人体生命这样十分复杂的现象既可做"二""三"的分类，还可做"四""五"等多种多样的分类，只要观察对象不同、角度不同，那么分出的类数自然也不同。当然从事物性质和存在方式看，"一分为二"和"一分为三"都有其合理性，也都有其不足之处。

"二"与"三"的真正意义并不体现在结构分类学上，而是凸现在思维模型层面。我认为可做以下分析：

（1）"二"表述的是一种二元对立的思维模型，是西方科学文化的主流；"三"表述的是一种三元圆通的思维模型，是中国科学文化的主流。

（2）"二"是两极、两面、对立、冲突，"三"是中介、关系、和合、圆融。

（3）"二"为体，"三"为用。

（4）"五"的基数是"三"，"五"是"二三"相合的最理想模型。

3. "二体三用"的中医生命模型

以阴阳五行为代表的二体三用模型，是我国传统建构人体生命结构、运

动的基本模型。中医藏象、经络、气血等从本质上说就是对"二体三用"模型的运用，因而它们本身就是一种思维模型。

（1）藏象模型

考察藏象模型形成以前古人对人体生命的论述，可以发现在《内经》以前的古文《尚书》《吕氏春秋·十二纪》对五脏配属五行的方法与《内经》完全不同，其具体配法是：脾为木、肺为火、心为土、肝为金、肾为水（孔颖达《礼记正义疏》），依五行方位原则，脾在左（东）、肺在上（南）、心在中央、肝在右（西）、肾在下（北），可见这是从五脏解剖的实际位置出发的。也就是说，最早对生命的认识采用的是"原型"，而不是采用"思维模型"。这一点在《内经》中的一些早期篇章中也有反映，如《灵枢·经水》记载："若夫八尺之士，皮肉在此，外可度量切循而得之，其死可解剖而视之。"为什么后来要改用"二体三用"的藏象模型呢？从根本上说，建构模型，是出于认识生命复杂现象的需要。对从外部度量和从内部解剖所了解到的躯干、头、四肢、五官以及肝、心、脾、肺、肾、胆、胃、肠、膀胱等脏器实体，首先是因为其复杂而觉得迷惑，随着实践和认识的深入，需要将那些本质上相似的脏器实体合为一类，需要化繁为简、化难为易，使复杂的现象有可能通过比较简单的模型来认知。

有人认为，脏器实体是原型，脏腑是模型，是脏器的模拟物。古代医家不自觉、无意识地、自发地、身不由己地通向一个思维模型[5]。认为脏腑是模型，这是很有见地的（按中医习惯说法，称"藏象"为模型更合理），但认为这种模型的建构是无意识的自发行为，则值得商榷。我认为从"原型"转化为思维模型，是中国人的思维偏向与早熟的"二三思维模型"共同作用的必然结果。

中国人早期就有一种注重动态功能、轻视实体结构的思维偏向[6]。在医疗实践中，发现有的脏器虽然形状不同、结构上没有联系，但却有相同的功能或性质，于是就将它们归为一类。如心脏跳动，脉搏也跳动，而从舌头和面色上又可反映心的情况，故将它们归为一类。

因为阴阳、五行、八卦这类"二三模型"至迟在西周末年就已大体形成，所以对脏器的归类就可以借助这类模型，这是一种自觉的而不是自发的行为。首先按功能将脏器分为两类，一类为阳，共有六腑；一类为阴，共有五脏。然后又将脏器分为五类，以木火土金水五行的功能为标准，称为五脏，又包涵了六腑及其他组织器官甚至宇宙各类事物。最终建构起"五脏"模型。原来的脏器"原型"如果与这个功能模型不相符，那么宁愿改变"原型"也要适合这个思维模型。如"左肝右肺"，从实体脏器看应该是右肝，但从功能上看，肝主升、肺主降，更重要的是在后天八卦的模型中，木在左、金在右，所以为了适应这个模型，则提出"左肝右肺"说[7]。

（2）经络模型

从经络学说形成发展的过程中，可以明显地看出"二三模型"起到了决定性作用。

在汉代初年，经脉还只是十一条，这十一条经脉并不是以"阴阳"的对称概念命名，而到了《内经》成书之时，经脉就发展为十二条，而且是以对称的"三阴三阳"命名。这一点从1973年长沙马王堆出土的汉墓帛书《阴阳十一脉灸经》《足臂十一脉灸经》中可以找到佐证。这上面记载的十一脉是：钜阳脉、少阳脉、阳明脉、肩脉、耳脉、齿脉、钜阴脉、厥阴脉、少阴脉、臂钜阴脉、臂少阴脉。无"手""足"冠词，足三阴三阳完备，而手三阴三阳缺一，命名没有采用"三阳"名称，手三阴中缺"厥阴"脉，手三阳不以钜阳、少阳、阳明命名。到了《素问·热论》提到三阴三阳六经，而在《灵枢·经脉》等篇中才有了十二经脉及其与脏腑配合的完整记载。

从汉墓帛书到《素问·热论》《灵枢·经脉》不过一两百年的历史（甚至更短），是不是这期间在医疗实践中发现了一条"手厥阴"脉？我认为不

然。"手厥阴"脉的增加以及手三阳脉的命名完全是遵循这种阴阳对称的"二三模型",而且很可能是受到易卦六爻的启发[7]。

此外中医诊断辨证、治则治法均与"二三模型"有密切关系[7]。

"二三模型"从形状上看是一种圆形结构,圆形结构不仅是藏象、经络的形态模型,而且也是气血津液的运行模型、丹道气功的炼养模型,它是传统生命科学的精髓所在,也是中国哲学的智慧结晶,我将它称之为"开放的圆形"理论[8]。

4. 对"二三"生命模型的反思

"二三"生命模型是中国两千年以前建构而成的,几乎与此同时,古希腊亚里士多德发现了物理力学思维模型,但并没有成功,最终为伽利略、牛顿的经典力学模型所代替。而中国的"二三模型"至今仍在中医的医疗实践中广泛应用,这不能不说是一个奇迹。当然对此也需要进行一番冷静地反思。

(1) 实验实证的方法是否适合于研究中医生命模型

综上所述,中医对生命的认知经过了从实体解剖到理论构架、从"原型"到"思维模型"的发展过程,最终采用"思维模型"的方法建立了藏象模型、经络模型、气血模型。

模型不等于原型,模型是建立在事物之间的统一性、相似性基础之上的,是人类思维的科学抽象和理论概括的反映。模型要求真实性与简单性相统一,因而不能企求模型毫无遗漏地、完全地去反映客体,而只能是在某种近似程度上去反映客体。如藏象模型不可能反映出脏器的所有属性。又因为"二三模型"更偏向于强调动能属性的统一性、相似性(这一点与西方思维模型有所不同),因而藏象、经络在形体结构方面必有它的不足之处。

现代中医研究大力提倡采用现代科学的研究方法,这本来无可厚非。可是如果以西医的标准来衡量中医,以现代科学实验、实证的方法来验证、比照藏象、经络理论,那么不言而喻是行不通的,道理很简单,藏象、经络理论本来就不是以实验实证的方法建立起来的。如果因中医的藏象与西医的内脏不符合就认为中医不科学或是伪科学，那么这种态度本身就不是科学态度，因为它混淆了中西医认知脏器的不同方法论基础。事实上西医解剖学的内脏只不过是一种物质原型，并不能从中反映出功能和属性；而中医的五脏作为一种思维模型却能形象地、大致地反映脏器的功能特征。不能拿研究"原型"的办法来研究"思维模型"。

我们再来看一看被列入国家"攀登计划"的"经络研究"项目，如果此项研究立足于采用现代科技手段去求证、寻找十二经络的物质基础，那么可能已步入了一个误区。十二经络的建构只是一种思维模型，如果认定这种思维模型就是原型，那么又何异于按图索骥？照此下去，金凤汉式的悲剧难免不再重演。

（2）"二三"生命模型能不能完全替代人体生理病理模型

我们说藏象、经络的"二三模型"可以基本反映脏器实体的功能特征，并不是说它就完全等同于人体的生理病理模型。

一切模型都来源于实践，随着实践的发展，模型也在流动、变化、更新之中。由于生命世界的高度复杂性，借助于一种或几种模型往往不能详尽地、精确地反映原型的结构、属性和行为。

"二三"象数模型是古人仰观天文、俯察地理、中通人事逐步摸索出来的，是对天地人运动规律的形象、模糊的模拟。它揭示天地人在对立面（"二"）的相互作用下（"三"）呈现盛衰消长、周而复始的运动变化的基本规律。但如果以为这个模型就是万能的，就可以阐释人体的生理结构、病理变化，只要研究这个"二三模型"就可以推测甚至替代研究人体结构功能模型，则同样步入了另一个危险的误区。

"二三模型"是一个先验的、不能变更（"不易"）的模型，它好比一个一开始就设计得过于完美的大框子，后来的东西只能分门别类、按部就班去

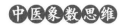

填补这个大框子。以这个模型去限定活生生的、变化莫测的人体生命，无异于缘木求鱼。正确的态度应该是对"二三"思维模型与人体生命模型进行双向研究，抛弃错误，修正不足，逐步寻找到一种合理的、使两者趋于一致的模型，当然这就不能不借助于多学科的尤其是现代科学的新成果、新手段，这种借鉴的目的不是去验证、衡量、否定中医，而是在更高层面上修正、补充、发展中医。

参考文献

［1］高达声．略论模型法．哲学研究，1981（7）：38－45

［2］孙小礼．模型——现代科学的核心方法．哲学研究，1993（2）：20－26

［3］张其成．论中医思维及其走向．中国中医基础医学杂志，1996（4）：10－12

［4］艾丰．中介论．昆明：云南人民出版社，1996

［5］杨学鹏．藏府辨析．中国中医基础医学杂志，1995（1）：22

［6］张其成．易学象数思维与中华文化走向．哲学研究，1996（3）：65－73

［7］张其成．从易学象数模式看中医理论实质．南京中医学院学报，1994（6）：1－3

［8］张其成．开放的圆．亚洲医药，1996（增刊）：1－4

模型与原型：中西医的本质区别①

1. 模型思维与原型思维

中西医的本质区别是思维方式的区别，具体表现为中医采用"模型"的思维方式，西医采用"原型"的思维方式。

"模型"一词，起源于拉丁文 Modulus，原义是样本、尺度、标准。科学意义上的"模型"是人们按照某种特定的目的而对认识对象所做的一种简化的描述，用物质或思维的形式对原型进行模拟所形成的特定样态。思维模型不是认识的物质手段而是客体在人们思想中理想化、纯化的映象、摹写，是人们在头脑中创造出来并且运用它在思维中进行逻辑推理、数学演算和"思想实验"，人们以理想的、想象的形态或借助于专门的符号、线条及其组合形态去近似地反映客体、描述客体的一种思想形式。

中医采用"模型"的思维方式，即依据一种抽象出来的理想模型——阴阳五行模型，从功能虚体出发，建构人体生命体系。中医五脏——心、肝、脾、肺、肾，并不等于西医的心脏、肝脏、脾脏、肺脏、肾脏，不是脏器实体，而是指心功能系统、肝功能系统、脾功能系统、肺功能系统、肾功能系统。"心""肝""脾""肺""肾"只不过是这五个功能系统的符号、代码。五脏符号可以统领人体的其他相关功能的器官、组织。《黄帝内经》说"肺与大肠相表里"，"心开窍于舌，其华在面"，这在西医看起来莫名其妙，依照西医的观点，肺属呼吸系统，大肠属消化系统，两者风马牛不相及。中医

---

① 原载于《医学与哲学》1999 年第 12 期。原题：模型与原型：中西医的本质区别——兼论走出中医现代化悖论的怪圈。

则认为，肺与大肠、心与舌、面等有相同的功能、属性，所以分别归入肺系统、心系统。可见中医注重功能，而不是实体。中医藏象是模型，西医脏器是原型。藏象模型是对脏器原型的模拟，因而藏象不可能完全依据脏器实体。有人认为，古代医家是不自觉地、无意识地、自发地、身不由己地通向一个思维模型[1]。这种观点值得商榷。从"原型"转化为思维"模型"，是中国人的思维偏向与早熟的"思维模型"共同作用的必然结果。中国人早期就有了一种注重动态功能、轻视实体结构的思维偏向。在医疗实践中，发现有的脏器虽然形状不同、结构上没有联系，但却有相同的功能或性质，于是就将它们归为一类。如心脏跳动，脉搏也跳动，而从舌头和面色上又可反映心的情况，故将它们归为一类，由此构成藏象模型。

西医则采用"原型"的思维方式，西医解剖学、生理学、病理学、治疗学等均从人体原型出发，以阐明人体原型的形态结构、生理功能、病理变化、疾病治疗为目的，解剖学、生理学是西医的理论基础。解剖学阐明人体各系统器官的形态、结构、位置和毗邻关系，进而用显微镜观察其微细构造，又按功能将人体器官分为运动系统、感觉系统、神经系统、脉管系统、内分泌系统……人体内脏被分为消化系统、呼吸系统、泌尿系统、生殖系统等。生理学认为任何一种生理过程都有它的物质基础，离开了生命物质，就不可能存在任何生命现象。现在已经知道：主使遗传有脱氧核糖核酸（DNA）分子；促进生化反应，有各种酶系统；代谢过程的调节，有"调节讯号"和"诱导因子"等物质参与；控制分化，有特殊的激素，能量是以"能量货币"——ATP（三磷酸腺苷）的形式保存和使用；神经传导也是通过神经细胞的化学过程而成为可能。西医学和现代生命科学从物质结构层面将人体生命还原成分子生物结构，并可望在近几年内提前完成人类基因组计划。可以说西医学和现代生命科学在人体生命"原型"的研究方面所取得的成就是无可替代的。

一般认为"模型"的方法是现代科学（当然包括西医学）的重要方法，既然如此，为什么要称西医学是"原型"方法呢？其实这是立论的角度不同，"模型"只是现代科学、现代医学的研究手段，并不是研究的目的和思维方式，而"原型"才是其研究目的和思维方式。对科学"模型"的分类、比较已另文论述[2]。现代科学"模型"与中医"模型"内涵是不尽相同的，其区别主要表现在以下三方面：一是现代科学的"模型"是定量化的，包括了数学模型，能从一定的基本概念和数量关系出发进行推理和演算，对有关问题和现象作出定量的回答和解释；而中医学的"模型"是定性化的，五行并不是表量而是表性，不是作为数量的依据，而是提供定性的参考性推论。二是现代科学的模型是一种纯科学模型，不包含社会政治、哲学文化等非科学因素；中医学模型则带有浓厚的人文色彩，中医模型方法包含哲学的、主观的、体悟式的方法。三是目的不同，现代科学的模型方法是以自然或人的"原型"为目的，最终是要揭示自然或人体的实体本质、物质结构及其功能、规律，关注的是"原型"；而中医学关注的是"模型"，"原型"往往服从于"模型"，"藏象"即是一种典型的模型，对藏象模型的构建成为中医人体生命科学的目的。

总结中西医的本质差别为：中医和传统生命科学是"模型论"，即从功能模型、关系虚体出发，建构人体生命系统；西医和现代生命科学是"原型论"，即从解剖原型、物质实体出发建构人体生命系统。中医遵从中国的"元气论"和"天人合一"的哲学传统，在象数模型支配下，采用横向、有机整合的方法认知生命。西医遵从"原子论"和"二元对立"的哲学传统，采用分析、实验还原的方法认识人体生命。

2. 中西医学思维方式的优劣比较

中医和西医在思维方式上各有优劣，体现在以下几方面：

在生命观上，中医的优势主要体现在生命的精神层面、功能层面、整体层面、动态层面，体现在对生命复杂现象的直觉观测、灵性感悟、整体把握上。与之相比，西医则在生命的物质层面、结构层面、个体层面、静态层面，以及对生命现象的知性观测、数理分析、微观把握上占有优势。中医阴阳五行的思维模型是一个动态的功能模型，是对人体生命的功能属性的分类组合，而不是对内脏物质形态的结构分析。中医注重"精、气、神"，其本质也是注重功能轻视物质，"精、气、神"虽然有物质基础，但其涵义广、分歧大，找不到与之相对应的现代意义上的物质结构，尤其是"气""神"，具有超形态超结构的特点。在"精、气、神"三者中，"神"（"心"）占有重要地位，"心"被《内经》称为"君主之官"，主神明，而"神"则是一个人生命的动力和主宰。在认知生命的方法上，中医靠一种直观的、灵性的、整体的方法，在这一点上是优势和劣势并存。

在疾病观上，中医的优势体现在未病养生的预防观念，辨"证"求"本"的诊断方法，发掘正气潜能、自稳自组自调节的治疗原则上。西医的优势在于对病因病理病位的物质性指标的精确把握，对疾病病灶的定位、定量的准确消除上。有学者指出，中医的要求是治病要求于本和养生必知本。这种诊断认识是基于实践目的的决定论，基于对医学对象整体性、主体性、个体性特征的尊重，如实地反映人作为主体性开放的复杂系统，找出其自组织、自稳态适应、自调节和自演化的主体性特征，通过对整体边界出入信息的形证的诊察，上升到对人体正气的"神"的自组适应自稳调节这个目标的把握。而养生或治病，都是通过整体边界全息效应为作用对象，以气血津液流为中介环节，以实现对五脏阴阳网络的间接动员和调节。因此中医学是一门积极的追求人体健康的医学，一门追求自我稳定的生态医学，一门对于人体正气潜在能力的努力发掘和加以提高的医学[3]。

在医学模式上，西医主要采用生物医学模式，而中医则是一种综合性的、大生态、大生命的医学模式，以五行—五脏模型而言，它既包含有文化社会的因素，又包含有自然科学的因素；既反映了人体五脏之间不可分割的复杂关系，又反映了人体内"藏"与自然万物外"象"的对应关系。有人提出阴阳五行是一种"天人象"，作为天之象的阴阳五行，以及作为阴阳五行之象的诸象，都是人的体验外向投射所产生的外化形象。阴阳五行所表象的，正是充满生命之力的、天人万物交感互应的体验世界。体验，蕴涵着涌动的生命之力。在这个世界里，事物无论巨硕细微都充溢着相同生命，蕴涵着世界全体的"信息"。这个世界是"全息"世界，阴阳五行是"全息"之象[4]。中医体现了综合、全息的"象"思维特征，"藏象"是人体生命生理功能的描述，"脉象"是生理病理信息的表现，"证象"是病因、病灶、病位、病势等各种信息状态的总和。医学发展经历了三个时代、五种医学模式，三个时代是经验医学时代、实验医学时代、整体（系统）医学时代；五种医学模式是神灵主义医学模式（spiritualism medical model）、自然哲学医学模式（nature philosophical medical model）、机械论医学模式（mechanism medical model）、生物医学模式和社会生态医学模式（biomedical model and socioecological model）、生物—心理—社会医学模式（bio-psycho-social medical model）。有学者认为中医学产生于经验医学时代，它的医学模式是自然哲学医学模式[5]。虽为此，但中医医学模型却有一种大生态、大生命的观念。自从1977年恩格尔（G. L. Engel）提出超越生物医学模式的生物—心理—社会医学模式，中西医都面临着如何实现医学模式转变的任务，而在这一点上中医学因其比较重视整体和综合，因此在这个转变中有着一定的优势和机遇。

3. 走出中医现代化悖论的怪圈

"中医现代化"是近年提出的比较响亮的关于中医发展战略的口号，然而对于"什么是现代化""如何现代化"等问题，却是见仁见智，争议不绝。从一般意义上说现代化就是现代科学化，中医现代化采用现代科学、现代医学的实验实证、分析还原的方法，以客观、规范、定量、精确为基本要求，

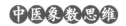

将中医的概念、理论做客观化、定量化转移，在器官、组织、分子水平上开展中医学的实质研究、"物质基础"研究，使中医的气、阴阳、五行、脏腑、经络、证等抽象概念可以用现代科学、现代医学的语言进行阐释和翻译，从而使中医成为一门物质结构明确、实验指标客观、数据精确、标准具体的科学。有学者认为中医现代化不存在异于现代医学发展道路的另一道路，中医现代化发展的可能结果不是现代化的中医，而是融入现代医学。即使成功引入现代科学技术方法，从总体上看也不可能超出现代医学发展水平[5]。对这种观点一些学者提出不同意见，并正引发一场论争。

我认为中医现代化问题构成一个悖论，那就是中医学要现代化就要科学化，就是丢弃自己的特色；而不现代化，在现代科学技术面前又难以保持自己的特色。20世纪末的中医就处于这种两难的尴尬境地[6]。如何走出这个"悖论"的怪圈，的确需要我们花大力气好好研究，而首先需要解决的就是中医理论模型问题。中医理论模型的改进与提升、中西医思维模型的合理配置与有机融合是中医现代化的关键。

未来的医学应该是一种中西互补的医学，目前提倡的"中西医结合"，应该是中西医思维方式的结合与互补，而不是操作层面的简单结合。就操作层面而言，西医的量化诊断与中医的直悟诊断合参，中西药物与中西医疗手段合用，中西医的预防与预后方法并行，这些都是不难做到的，事实上这些操作在临床上已经采用并取得良好效果。然而就思维方式层面而言，却远远不够，还有大量课题可做。应该看到中医"模型"论与西医"原型"论，中医元气论与西医原子论，中医生成论与西医构成论，中医系统整合论与西医分析还原论等，思维方式与价值理想的不同，才是中西医学的本质区别所在。未来的医学应该逐步消除两者的界限，应该在思维方式上达到一种和谐的配置。这一点，不少中西医结合专家、中医学家、哲学家、医学软科学专家做了艰苦的探索，取得了一些成绩，但探索的路仍然很漫长。

笔者认为未来的医学应该是"地不分南北，医不分中西"，言不必称什么"中医""西医"，而是一种吸取中医、西医理论思维和实践手段之长的新"医学"。换句话说在中医发展思路上，发扬"优势"重于保持"特色"。如仅就目前中医发展而言，笔者认为应该"有所为有所不为"，不必全面开花，更不要处处与西医相抗衡。应当看到中医在思维方式上的长处和短处，采用"扬长弃短"的态度，只发扬自己的优势，自己的劣势则直接用西医的优势来弥补。思维方式问题最终要落实在疾病治疗上，中医在代谢性、免疫性、功能性疾病以及多组织、多系统、多靶点性疾病的治疗方面，在调整亚健康状态、养生摄生、防老抗衰等方面有着优势，应当"有所为"，而对一些明显处于劣势的疾病则可以"有所不为"。

参考文献

[1] 杨学鹏. 藏府辨析. 中国中医基础医学杂志，1995（1）：22

[2] 张其成. 生命的"二体三用"模型. 北京中医药大学学报，1997（1）：24－27

[3] 谢松龄. 天人象：阴阳五行学说史导论. 济南：山东文艺出版社，1989：141－142

[4] 李恩. 中医学在未来医学中的作用. 陈可冀. 中国传统医学发展的理性思考. 北京：人民卫生出版社，1997：40－41

[5] 严金海. 中医现代化能够走多远. 医学与哲学，1999，20（7）：53

[6] 张其成. 中医现代化悖论. 中国医药学报，1999，14（1）：4－8

五行—五脏的配属过程①

摘要： 五行与五脏的配属经过了一个从哲学到医学的转变过程。就哲学而言，则经过了从古文经学到今文经学的演变：木、火、土、金、水五行，古文经学分别配以脾、肺、心、肝、肾，今文经学分别配以肝、心、脾、肺、肾。就医学而言，又经过了从《内经》前医学到《内经》医学的演变。汉初马王堆医学帛书已有了五行痕迹，汉文帝时名医淳于意已开始运用五行分析病证，有了五行—五脏配属的苗头，但均还没有五行与五脏的系统配属。《黄帝内经》系统地记载了医学五行—五脏学说，其配法与今文经学配法相同，体现了五时—五脏观念。

关键词： 五行　五脏　配属关系

五行—五脏的配属问题关系到中医理论的本质，然而，长期以来，无论是中医界还是哲学界对这方面的研究都远远不够，由此带来了中医科研中的种种问题，因而有必要引起足够的重视。

五行与五脏的配属经过了一个从哲学到医学的转变过程。就哲学而言，又经过了从古文经学到今文经学的演变；就医学而言，又经过了《内经》前医学到《内经》医学的演变。

1. 今、古文经学五行—五脏配属说比较

唐代孔颖达《礼记正义·月令疏》说："《异义》云：今文《尚书》欧

---

① 原载于《南京中医药大学学报》（社会科学版）2000 年第 1 期。

阳说：肝，木也；心，火也；脾，土也；肺，金也；肾，水也。古《尚书》说：脾，木也；肺，火也；心，土也；肝，金也；肾，水也。许慎按：'《月令》春祭脾，夏祭肺，季夏祭心，秋祭肝，冬祭肾，与古《尚书》同。'郑驳之云：'月令祭四时之位，及其五脏之上下次之耳。冬位在后而肾在下，夏位在前而肺在上。春位小前，故祭先脾；秋位小却，故祭先肝。肾也、脾也俱在鬲下；肺也、心也、肝也，俱在鬲上。祭者必三，故有先后焉，不得同五行之气。今医疾之法，以肝为木，心为火，脾为土，肺为金，肾为水，则有瘳也。若反其术，不死为剧。'如郑此言，五行所主则从今文《尚书》之说，不同许慎之义。"[1]

文中的《异义》指东汉许慎的《五经异义》，"郑驳"指郑玄的《驳五经异义》，可惜两书皆佚。"欧阳"指今文《尚书》学家欧阳和伯。这段文字另见于清代段玉裁《说文解字注》，其卷四"肺"下注："《五经异义》云：今《尚书》欧阳说……郑注《月令》，自用其说，从今《尚书》说。扬雄《太玄》木藏脾，金藏肝，火藏肺，水藏肾，土藏心，从古《尚书》说。高注《吕览》……其注《淮南·时则训》略同，皆兼从今古《尚书》说，而先今后古。许《异义》从古《尚书》说，《说文》虽兼用今古《尚书》说，而先古后今，与郑不同矣。"[2]

段玉裁注引用今、古文《尚书》五行五脏说，除了引用许慎、欧阳、郑玄等说法外（省略部分与《礼记正义》基本相同），还引用了扬雄《太玄》、高诱《吕氏春秋·十二纪》注、《淮南子·时则训》注，指出五行五脏配属有古今两派，列表如下（表2）：

表2 今、古文经学五行—五脏配属

	木	火	土	金	水
古文经学	脾	肺	心	肝	肾
今文经学	肝	心	脾	肺	肾

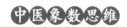

古经文以古文《尚书》为代表，今文经以今文《尚书》为代表。就经学家而言，欧阳和伯为今文经学派，许慎为古文经学派，郑玄虽属古文经学派但往往兼采今、古文两派经说。在五行五脏配属问题上，欧阳采用今文经说法，许慎和郑玄则兼采今、古文两派说法，但在解释上有所不同。此外，扬雄采用古文经说法，高诱兼采今、古文两派说法。

若撇开汉代今、古文经学家的解释，仅就先秦文献而言，有关五行—五脏的配法，可以说除今文《尚书》外，基本上都是类同于古文《尚书》的配法，如《礼记·月令》《吕氏春秋·十二纪》《明堂月令》等。另汉代的文献如刘安《淮南子·时则训》、扬雄《太玄·玄数》等也与古文《尚书》配法相同。今、古文经学关于五行与五脏的不同配法，从实质上看，乃是五脏与五时、五位配属的不同观念的反映。

五行—五脏—五时—五位的配属是"月令"学说的基本内容。《礼记·月令》记载："孟春之月，日在营室，昏参中，旦尾中。其日甲乙，其帝太皞，其神句芒。其虫鳞，其音角，律中太簇，其数八，其味酸，其臭膻，其祀户，祭先脾。东风解冻，蛰虫始振，鱼上冰，獭祭鱼，鸿雁来。天子居青阳左个，乘鸾路，驾苍龙，载青旗，衣青衣，服苍玉，食麦与羊，其器疏以达。"[1]这里仅引用"孟春之月"前半段，《月令》接着依次列举仲春之月、季春之月、孟夏之月、仲夏之月、季夏之月、孟秋之月、仲秋之月、季秋之月、孟冬之月、仲冬之月、季冬之月共十二个月的日在、中星、日干、天帝、天神、虫、音、律、数、味、臭、祭等。

这种配属观念，与《吕氏春秋·十二纪》一脉相承，如《孟春纪》卷首载："一曰，孟春之月，日在营室，昏参中，旦尾中。其日甲乙，其帝太皞，其神句芒，其虫鳞，其音角，律中太簇，其数八，其味酸，其臭膻，其祀户，祭先脾……"[3]

至于《礼记·月令》与《吕氏春秋·十二纪》谁更早出，史家尚未有公论。此两篇均记述每年夏历十二个月的时令及其相关方面事物，并把各类事物归纳在五行相生的系统中。有一点可以肯定的，它们皆源于《尚书·尧典》和《夏小正》。《尚书·尧典》还是言四时四方、四时中星，《夏小正》也只言四时，只言日在、中星、物候，不言口干、色、味，亦皆不言五脏祭。而《月令》《十二纪》却在季夏与孟秋之间，提到"中央土，其日戊己……祭先心"，明言五行、五脏、五方，暗含五时。《月令》《十二纪》五行、五时、五方、五脏配属表列如下（表3）：

表3 《月令》《十二纪》五行、五时、五方、五脏配属

	木	火	土	金	水
五时	春三月	夏三月	（中）	秋三月	冬三月
五方	东	南	中	西	北
五脏	脾	肺	心	肝	肾

2. 《黄帝内经》以前医家五行—五脏观念

汉代初年马王堆医学帛书一般认为先于《黄帝内经》还没有系统的五行学说，但已经有了五行痕迹。如帛书《阴阳十一脉灸经》论阳明脉说："是动则病，洒洒病寒，喜伸，数欠，颜（黑，病肿，病至则恶人与火，闻）木音则惕然惊，心惕，欲独闭户牖而处，（病甚）则欲（登高而歌，弃）衣而走，此为骭厥，是阳明脉主治。"[4] 其中"病至则恶人与火，闻木音则惕然惊"是应用五行土与木、火之间的关系解释疾病症状。这段文字另见于《灵枢·经脉》以及《黄帝内经太素·经脉之一》，只是个别文字略有出入，《素问·脉解》《素问·阳明脉解》以及《太素·经脉病解》《太素·阳明脉解》对此做了解释。可见汉初医家已开始采用五行说，不过还没有五行与五脏的系统配属。

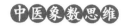

到了汉文帝时（公元前180—前157年），名医淳于意已开始运用五行分析病证，并有了五行—五脏配属的苗头。《史记·扁鹊仓公列传》记载了仓公淳于意的25个医案，对其中论及的五行五脏说究竟是采用何种配法，研究者有不同意见，有人认为是古文经学配法，有人认为是今文经学配法，有人认为兼有今、古文两派。王玉川先生在《运气探秘》中对此做了深入分析，以其中4个病案为例，说明淳于意用的是今文经学配法。王先生的分析非常精当。不过从文字记载看，淳于意的医案毕竟还没有直接论述五行—五脏的配属，以至于后人才有古、今文配法的不同理解，如所引第一则医案，亦可以"肝金、脾木、肺火"的古文经学配法解释，即金（肝）气有余而制己所胜之木（脾），而侮己所不胜之火（肺），似亦有道理[5]。总之，《内经》以前医家还没有系统的五行—五脏配属学说。

3.《黄帝内经》五行—五脏学说

《黄帝内经》系统地记载了医学五行—五脏学说，其配属为：木—肝，火—心，土—脾，金—肺，水—肾。

其配法与今文经学配法相同，两者究竟孰先孰后？谁影响谁？对此，清代初期就有学者进行了考证，认为今文五行说是从《内经》拿来的，如惠栋在《古文尚书考》中认为欧阳和伯之说本诸《内经》，此说不无道理。古文经学五行—五脏配法（"五脏祭"）与《内经》这种配法有没有关系呢？早在东汉时就有人提出古文经五行学说与医学无关，今人王玉川先生更是力证"五脏祭"以及帝王改制（改正朔、易服色等）、五德终始、三统循环与医学五行学说均不相关[5]。

的确，古文经学的五脏祭以及帝王改制等属于儒家政治伦理范畴，而《黄帝内经》属于医家生命认识范畴，两者固然本不相关。但就五行而言，它已由一个表"五材"的实体概念演变为一个带有哲学意义的抽象范畴，它既用于社会政治伦理，也用于医学、生命学。从中医学形成、发展过程看，社会政治伦理等因素对医学的形成，影响十分明显。《黄帝内经》及中医理论体系带有浓厚的人文色彩，因此，经学五脏祭与医学五行五脏学说的关系是难以断然割裂的。

回过头再来考察一下《黄帝内经》五行—五脏学说。如前所述，五行—五脏学说实际上是五时—五脏观念的体现。据王玉川《运气探秘》统计，除明显属于后人增补的运气学说七篇大论和两个遗篇之外，在《内经》里系统地讲到四时十二个月（或方位）与内脏相关的，约有20篇左右，在《素问》与《灵枢》的分布比例为3:1，而说法多有不同。大抵可分为四时四脏论、四时五脏论、五时五脏论、六时六脏论，八风八脏论，凡五类。

这五类中，四脏、六脏、八脏是学派争鸣中的一种过渡形式，在《内经》中不具代表意义，其中四时四脏只见于《素问·四气调神大论》和《素问·水热穴论》，以木、火、金、水四时分别配肝、心、肺、肾；六时六脏只见于《素问·诊要经终论》，将1年12个月依2个月一阶段分为6个阶段，依次与肝、脾、头、肺、心、肾相配；八风八脏只见于《灵枢·九宫八风篇》，将立春开始的东北季风、春分东风、立夏东南季风、夏至南风、立秋西南季风、秋分西风、立冬西北季风、冬至北风，分别与大肠、肝、胃、心、脾、肺、小肠、肾相应。

《内经》最具典型意义的是五脏说，分为四时五脏与五时五脏两种。四时五脏是阴阳学派与五行学派开始融合的早期学说，五时五脏则是阴阳学派五行化的定型理论。

关于五行—五脏模型的特征、意义与不足，笔者在拙著《东方生命花园》[6]中做了阐述，并已另文探讨，此不赘述。

参考文献

[1] 阮元校刻. 十三经注疏. 北京：中华书局，1980：1352，1354

[2] 段玉裁. 说文解字注. 上海：上海古籍出版社，1981：168

［3］吕不韦．吕氏春秋·十二纪．诸子集成（第6册）．北京：中华书局，1954：1

［4］周一谋，萧佐桃．马王堆医书考注．天津：天津科学技术出版社，1988：28

［5］王玉川．运气探秘．北京：华夏出版社，1993：94

［6］张其成．东方生命花园．北京：中国书店出版社，1999：37

五脏调节模型的意义与不足[①]

摘要：中医五脏模型是中国古典哲学和合思维的产物。五脏系统是一个多元、多变量、非线性的系统，五脏模型不是形态学模型，只是一种超形态、关系型的功能分类模型。五脏调节模型的意义主要表现在不同的调节方式上，可归纳为：外在调节、内在调节、自组织调节；即时调节、后时调节、前时调节；一元调节、二元调节、多元调节。五脏模型的不足表现为分类的不足和功能关系的不足，两者比较而言，分类的不足并非真正不足，因为任何一种超形态的功能模型总是企图将复杂的生命现象做有限的、简单的分类，临床实践证明五脏模型还是最优化的选择。其真正不足是五脏功能和五脏关系的不足，对此可继续通过临床实践加以补充和修正。

关键词：五脏　五行　功能调节　自组织系统

在医学治疗思维上，西医主要是对抗性思维，中医主要是和合性思维。中医认为疾病主要原因就是人体功能的失衡，健康就是人体功能的动态平衡，治病的根本原则就在于"法于阴阳，和于术数"，亦即将失衡的状态调节到动态平衡的状态。动态平衡不是阴阳的平等或平分，而是指阴阳的和谐。笔者不赞成有的中医学家对"平衡"的非议。按《黄帝内经》的说法，中医学的目的就是"以平为期"，从这个意义上说，中医治疗学可以称之为功能调节学。而这种调节又主要落实在五脏调节模型上。

1. 五脏调节模型的意义

中医学五脏模型不仅提供了一套生命功能状态模式，而且提供了一套治疗疾病的功能调节模式。五脏模型采用五行相生相克原理，说明疾病在五脏之间的转移、传变过程以及疾病调治、康复的过程。该模型考虑到时间、空间、层次等因素，采用了多种调节方式，长期实践证明五脏调节模型在临床上是有效的，因而也是有意义的。其意义体现在以下调节方式上。

（1）外在调节、内在调节、自组织调节

外在调节是指采用药物、针灸、推拿、食疗、气功等外在手段，遵从五行相生相克原理，进行五脏功能调节以治疗疾病，从而达到动态平衡的健康状态。如《素问·脏气法时论》《灵枢·五邪》等篇记载了对邪在五脏的疾病采用特定手法针刺特定穴位的外在调节方法。内在调节是指人体内部五脏之间依据相生相克原理进行自我调节，五行—五脏的生克调节说明人体本身存在维护健康的能力。自组织调节是外在调节和内在调节的总称，外在调节是通过外在手段促使五脏由失衡达到动态平衡，由无序达到相对有序，内在调节是通过本身的自我调节能力达到动态平衡和相对有序。两者都是通过五行生克达到稳态平衡的自组织行为。不少人认为五行是一个封闭的系统，其实不然。五行的一大功能就是感应、辐射天地人万事万物，五行—五脏模型是一个对宇宙自然的外在大环境开放的模型，它以五脏为核心，与时间、空间、气候、声音、味道、星辰、外物等一一对应，中医将这种对应和相通归结为"气"的作用，并称之为"生气通天"，人体离开了与天地万物相通的"气"，就失去了生命。因此可见五行—五脏并不是封闭的，而是开放的。我曾就中医生命科学的这一特征提出了"开放的圆"的命题[1]。从现代科学角度看，五行—五脏系统是一个开放的自组织系统，它不断地吸收外在的"气"（邪气为熵，正气为负熵），如邪气战胜正气，则熵增大，无序度加强，人体就得疾病；如正气战胜邪气，则负熵增大，有序度加强，人体就趋于健康[2]。

（2）即时调节、后时调节、前时调节

即时调节是指人体一旦出现五行生克失衡状态，随即就有一种本身的或外在的正气——负熵对它进行调节，即时地通过自组织达到和谐稳态。后时调节是人体五行—五脏生克严重失衡，即时调节无效，在病程长、病情重的情况下，通过药物、针灸、气功等手段进行的功能调节。前时调节是人体在"未病"状态或亚健康状态，五行生克制化尚没有失衡时，即采用的一种功能调节，《内经》"不治已病治未病"的思想即此反映。《金匮要略》说："夫治未病者，见肝之病，知肝传脾，当先实脾……中工不晓相传，见肝之病，不解实脾，惟治肝也。"中医十分重视的"养生"，实际上就是一种超前性功能调节。

（3）一元调节、二元调节、多元调节

一元调节，就是在五脏功能失调时，只对本脏一个脏的功能进行调节，如心火亢盛则清心泻火，心阳虚则温补心阳，肝阳上亢则平肝潜阳等。一元调节是一种直接性调节。二元调节，就是在本脏失调时，通过对与之有关的另一脏的调节，而使本脏达到稳态平衡。如《知医必辨·论肝气》说："心为肝之子，急则泻其子，一法也；肾为肝之母，虚则补其母，二法也；肺为气之主，肝气上逆，清金降肺以平之，三法也。"就心与肝而言，肝为母、心为子，如果肝气旺，则采用泻心火的办法，即"实则泻其子"；就肝与肾而言，肾为母、肝为子，如果肝阴虚，则可采用补肾水即滋水涵木法，也称为"虚则补其母"；就肝与肺言，肺金克肝木，如肝气上逆，可以用降肺水以制约上逆的肝气。这是一种间接的"隔一"的调节方式。多元调节，就是通过两个以上的脏的调节，而使受病之脏达到动态平衡。如《难经·七十五难》所谓的"东方实，西方虚，泻南方，补北方"，就是肝（东方木）、肺（西方金）、心（南方火）、肾（北方水）等脏的多元多向调节，肝盛肺虚，可通过

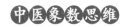

泻心补肾而得以调节。肝木盛则泻心火，是二元调节"隔一"调节；肝木盛则补肾水，则是多元调节、"隔二"调节，因为补肾水则制心火，而制心火则平肝木；肺金虚则泻心火，是二元调节，隔一调节，因为心火克肺金，泻心火以后则受克的肺金就转弱为强；肺金虚则补肾水，是多元的隔二调节，因为补了肾水则泻了心火，泻了心火则减轻了对肺金的克制，等于补了肺金；也可以是多元的隔三调节，因为补了肾水则泻了心火，泻了心火则平了肝木，平了肝木，则减轻了对肺气金的反克，也等于补了肺金；还可以是二元的隔一调节，因为肺金生肾水，补了肾水则可以壮肺金母。总之，隔二、隔三的调节均属于多元调节。

2. 五脏调节模型的不足

（1）五脏分类的不足

中医学将人体脏器归结为五大功能系统的主要原因是五行观念的导向作用。从几千年的五脏模型的应用情况看，基本符合人体功能系统的划分。然而将人体复杂的功能归结为五大系统从理论和实践上说又是不足的。这一点《黄帝内经》及历代医家已经有所认识，并有所补充和修正。如《黄帝内经》在五脏模型确立的同时，就有"九脏""十一脏""十二脏"等不同的分类说法。后世还有"十三脏腑"之说。

所谓"九脏"是"神脏五""形脏四"的合称。《素问·三部九候论》说："形脏四，神脏五，合为九脏以应之。"《素问·六节藏象论》亦有此说。对"神脏五"一般无异议；对"形脏四"则多有争议。《素问·三部九候论》说："九野为九脏。"这里的九脏指三部九候所候之脏，除五神脏外还有胸中、口齿、耳目、头角四形脏。王冰注"形脏四"为角、目、齿、胸中，张志聪注为胃、大肠、小肠、膀胱。另王冰还在《素问·气穴论》注中首次提出"九形腑"的概念，但未明指，据推测它与"形脏"的概念大体为一类，均指人体的身形部分。[3]

所谓"十一脏",是"五脏六腑"的合称,可称为"十一脏腑"。《素问·金匮真言论》说:"肝、心、脾、肺、肾五脏皆为阴,胆、胃、大肠、小肠、膀胱、三焦六腑皆为阳。""五脏六腑"在《内经》中占主导地位。五脏和六腑是阴阳配合的,但一脏配一腑后仍余一腑,古人认为"三焦"功能特殊,于是单列为"孤腑"。

所谓"十二脏"或"十二脏腑",据《素问·灵兰秘典论》"十二脏之相使","膻中者,臣使之官,喜乐出焉",似指在十一脏基础上加上"膻中",然而"膻中"在《内经》中涵义不同,或指胸中气海(《灵枢·海论》),或指"心主之宫城",即心包络(《灵枢·胀论》)。另《难经》也有十二脏腑说,即在五脏五腑基础上,加上一腑即三焦、一脏即命门。《难经》认为肾分为两,左者为肾,右者为命门(《三十六难》)。

所谓"十三脏"或"十三脏腑",据王好古说乃六脏六腑加上胞腑(《此事难知》),而"胞"在《内经》有三个概念即尿胞、心包络、女子胞,王好古只将"尿胞"作为"胞腑"。

《黄帝内经》还提出"奇恒之腑"的概念,《素问·五脏别论》曰:"脑、髓、骨、脉、胆、女子胞,此六者……名曰奇恒之腑。"虽然"奇恒之腑"理论在《内经》中仅此一见,但颇有意义,为什么提出"奇恒之腑"?王洪图先生认为:"其根本原因就是此六者生理功能与病理变化的特殊性与重要性,不能和肌肉、皮毛、筋膜等同样看待之故。这一点在临床实践中表现得很清楚。"[4]今有人用功能似脏、形态似腑来解释奇恒之腑,其结果也遇到了问题,因为其理论依据——腑形中空、脏形中实并不能得到证明,而只能从功能上理解。奇恒之腑实际上也是对五脏模型的不足所做的补充。

(2)五脏关系的不足

根据五行生克原理,《黄帝内经》提出了五脏相生、相克、相乘、相侮的关系原则。依据相生原理,肝木生心火,心火生脾土,脾土生肺金,肺金

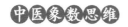

生肾水，肾水生肝木；依据相克原理，肝木克脾土，脾土克肾水，肾水克心火，心火克肺金，肺金克肝木；相生相克相互作用，循环不止，维持人体生理的动态平衡。相乘和相侮则是一种病理反映。《素问·五运行大论》说："气有余，则制己所胜而侮所不胜；其不及，则己所不胜侮而乘之，己所胜轻而侮之。"说明相乘是一种过分的相克，相侮是一种反克。它们发生在两种情况下：一是本脏太盛，则对所胜即我克者过分相克，这是相乘；或对所不胜即克我者产生一种反克，这是相侮。二是本脏太衰，则所不胜即克我者过分克之，为相乘；或不能克所胜即我克者，而反而被它反克，为相侮。相生相克与相乘相侮较形象地说明了五脏之间的正常和异常关系，然而仅这几种关系是难以说明人体五大功能系统之间的复杂关系的。换言之，五行关系是不足的，这一点从临床实践和中医学术的发展中可以证明。在临床实践中因常常出现了五行生克乘侮不同甚至完全相反的情况，于是历代医家对五脏的关系加以补充和修改。主要提出以下有创见的理论。

①君火相火论。金元四大家对"相火"多有发挥，如刘完素认为相火即"相行君命"而言，藏于肝、肾、心胞、三焦诸脏腑；张从正认为相火多藏于肝、胆；李杲认为相火位于下焦；朱震亨认为相火主要发源于肝、肾二部。君火（心火）与相火（肝肾之火）存在互动关系，心火动则相火亦动，心火宁静则相火以位；心火不宁，则相火妄动。

②乙癸同源论。李中梓《医宗必读》提出"乙癸同源，肝肾同治"说，乙、癸指肝、肾，因为肝肾同居下焦，肝藏血，肾藏精，精血之间存在着相互滋生和转化的关系。肝主升，肾主藏，二者又有相互制约的关系。

③五脏之脾胃论。明代周慎斋在《慎斋遗书》中提出每一脏皆有脾胃和肾的观点，认为"心之脾胃，肝之脾胃，肺之脾胃，肾之脾胃，脾胃之脾胃……五脏皆病，脾虚致然也"。又认为肾为先天五脏之始，脾胃为后天五脏之成。"百病皆由胃气不到而不能纳肾"所致，每一脏都有类似脾胃与肾的

功能。

④金水相生论。张介宾提出"肺为气之主，肾为气之根"，汪昂认为"肺为水之上源"，石芾南指出"肺主出气，肾主纳气"，都说明肺金与肾水有着相互依存相互生成的关系。

⑤脾胃心肾滋化论。傅山在《傅青主女科》中提出"胃土非心火不能滋，脾土非肾水不能化"，说明胃土可以得到心火滋助，脾土得到肾水的化生。

⑥肝脾相助论。张锡纯《医学衷中参西录》提出"肝脾者，相助为理之脏也"，认为肝木与脾土可以相互资助。又说："非脾气之上行则肝气不升，非胃气之下行则胆火不降。"说明脾胃之气可以生成、助长肝胆之气。

从以上论点再结合医家的其他临床经验，可以看出五行关系除了相生相克、相乘相侮之外，至少还有以下几种。

①反生。即母生子变成了子生母，母子顺生关系变成了姐妹互生关系。如"金水相生"论认为肾水还可以生肺金。"乙癸同源"论认为肝木还可以生肾水。

②自生。即自己生长自己。如"五脏之脾胃"论认为脾胃当中有脾胃，可以相滋生。

③反克。即主克仆变成仆克主。这是生理范围内的反克，而不是病理范围内的相侮。"君火相火论"认为心火与肝肾之火可以互动，即相生又相克，就心火与肾火而言，心火可以克制肾水之火。

④自克。即自己克制自己。"五脏之脾胃"中脾胃之脾胃，即有自生关系又有自克关系。

⑤生变克，克变生。即生克转变，相生关系转变为相克关系，相克关系转变为相生关系。如"脾胃心肾滋化"论，就肾水化生脾土而言，原本脾土克肾水，此可转变为肾水生脾土。"肝脾相助"论认为肝木与脾土可以相生，

而原本是肝木克脾土。

⑥生中有克，克中有生。即在生助的同时有克制，在克制的同时有生助。陈士铎说："肾生肝，肾之中有火存焉，肾水干枯，肾不能生肝木矣。"(《石室秘录》)肾水生肝木的同时，肾中的火又不能生助反而克制肝木。何梦瑶说："人但知生之为生，而不知克之为生，心火偏旺，则克肺金，若肾水充足，则火有所制，不但不克金，且温脾以生金，余藏同此论之。"(《医碥》)心火克制肺金的同时又能生助肺金。"生中有克，克中有生"与"生变克，克变生"有一定区别，前者是生克同时存在，后者是生克转变后不同时存在。

⑦互藏。即每一脏都蕴含有五脏（包括自己和其他四脏）的信息和功能。这一思想其实《内经》中已有萌芽，如《灵枢·阴阳二十五人》从体质学上将人分为五行，每一行又分五型。《素问·阴阳别论》说："凡阳有五，五五二十五阳。"唐初杨上善解释说："五脏之脉于五时见，随一时中即有五脉，五脉见时皆有胃气，即阳有五也。五时脉见，即有二十五阳数者也。"(《黄帝内经太素·阴阳杂说》)说明每一时皆有五脏脉，五脏脉见时皆有胃气。明代张介宾解释道："所谓凡阳有五者，即五脏之阳也。凡五脏之气，必互相灌濡，故五脏之中，必各兼五气，此所谓二十五阳也。"张介宾还在解释《灵枢·阴阳二十五人》时说："第人皆知五之为五，而不知五者之中五五二十五，而复有互藏之妙焉。"明确提出"互藏"概念。明代周慎斋的"脾胃之五脏""肾之五脏"则提出脾胃和肾各自互藏五脏的观点。清代何梦瑶《医碥·五脏生克说》："知五藏各具五行，则其关涉之故，愈推愈觉无穷，而生克之妙，不愈可见哉。"

3. 对五脏调节模型的思考

（1）五脏的分类不是形态分类，而是功能分类。历代对人体脏腑模型有四脏、五脏、六脏、八脏、九脏、十一脏、十二脏、十三脏等分类，究竟分几类才是合理的，是不是越分得多、分得细就越合理呢？笔者认为，这要依据分类的视角而确定。如果采用形态学的视角，那么即使做"十二""十三"甚至更多的分类，也同样是不够的。因为遵循形态学的规范，可以对人体生命做不同层面的分类，而不同层面就有不同的划分。如在分子生物学的层面，生命体由3万多个基因组成。因而从形态学上看，五脏乃至其他几脏的分类均是不合理的。而实际上，五脏模型不是形态学分类模型，只是一种超形态的功能分类模型。就功能而言，也有依附于形态的功能和超形态的功能之分。所谓超形态的功能就是对多个形态相同、相近、相关功能进行组合，只考虑功能是否相同、相近或相关，而不考虑形态有没有关联。超形态功能模型企图将复杂的生命做有限的简单的分类。中医五脏模型就是这样一种模型。在长期临床实践中，五脏分类还是行之有效的。五脏分类模型比起历史上曾出现过的其他藏象分类模型，还是最优化的选择。其他分类法都未占主导地位，就是最好的证明。那种试图对"五行"模型做添加或减少类别的努力，都将是没有意义的。

（2）五脏功能的不足可以通过增加功能来补正。五脏模型的不足主要是五脏功能的不足，对此，历代医学家采用一个巧妙的办法来加以弥补，那就是在五脏原有功能基础上增加一些功能，如朱丹溪的肝肾"相火"说，张介宾的"肺为气之主，肾为气之根"说，李中梓的"肾为先天本，脾为后天本"说，汪昂的"肺为水之上源"说，柯琴的"脾为生痰之源，肺为贮痰之器"说，石芾南的"肺主出气，肾主纳气"说等，均是对五脏功能的补充发展，从而维持了五脏模型的分类原则。因此五脏模型的不足，不是分类的不足，而是五脏原有功能的不足，随着对人体生命现象探讨的不断深入，新的生命功能必然会逐步被发现，这就需要在五脏模型上增加这些功能。从历代医家的努力看，在原有有限的分类模型的基础上增加新的功能，不失为一种有效的方法。

（3）五脏关系的不足可以通过增加关系来补正。五脏模型的不足还表现

为五脏关系的不足。历代医家在相生相克、相乘相侮的关系基础上，增加了反生、自生、反克、生转克、克转生、生中有克、克中有生、互藏等关系，说明原定的五行生克关系是不够的。其中既顺生又反生，既顺克又反克，是对五行顺生、顺克说的一种补正，表面上看有矛盾，实际上反映了人体关系的复杂性、非线性现象。虽然五脏之间的关系至少有顺生、顺克、反生、反克、生变克、克变生、生中有克、克中有生、一脏含藏五脏等八种关系，然而这八种关系也难以全面精细地反映五脏之间的复杂性关系。从理论上说，五脏模型各元素之间还可以不断发掘出新的关系。

人是一个异常复杂的生命体，是一个非线性的自组织结构，仅用一个简单的功能模型去描述或归纳这个复杂的生命体的一切功能现象，一切生理、病理现象，都将是不足的。五脏模型作为一个精选出来的功能模型，同样也无法描述人体的一切生理、病理现象，而只能比较多地、比较全地描述人体生理病理现象。杨学鹏比较了五行关系与物理定律后认为：物理定律一般只涉及两三个变量，而五脏中每一脏都具有多变量。物理定律处理的是简单的因果关系，往往根据实验列出一个微分方程。五行生克是多元、多变量、非线性关系。影响五脏的还有自然方面、社会方面、生活方面、精神方面等诸多因素。五行的控制变量既复杂又繁多，或者说五行背后的"隐变量"远远超过五行自身的变量。而且这些变量很难精确定量，仅能模糊估计。因此，要写出五行的微分方程是不可能的[5]。的确，五脏系统是一个多元、多变量、非线性的系统，不仅状态分叉多，而且细微的影响可以立即进入另一个分叉，五脏的确定性是通过随机性表现的，具有不可预测性。因此无论是"五"的分类还是五行之间的各种关系最终都是不足的。一切"模型"都是有缺陷的，都难以完全等同于原型。当代前沿学科生物信息学（Bioinformatics）从数据、算法、知识发现走向模型构建（系统建模、调控网络建模等）的重要发展趋向，并用以研究复杂系统意义下的中医药学[6]。说明"模型"方法仍然是生命科学的重要方法之一。

参考文献

[1] 张其成. 开放的圆. 中国中医基础医学杂志，1997，3（3）：12 – 15

[2] 李梢，张其成. 中医学的"气"与熵再探. 北京中医药大学学报，1997，20（5）：9 – 11

[3] 王洪图. 内经研究大成. 北京：北京出版社，1997：949

[4] 王洪图. 内经选读. 北京：中国中医药出版社，1999：32

[5] 杨学鹏. 阴阳五行. 北京：科学出版社，1998：401 – 402

[6] 李梢，王永炎，季梁，等. 复杂系统意义下的中医药学及其案例研究. 系统仿真学报，2002，14（11）：1429 – 1431，1442

中医理论模型的特征、意义与不足①

1. 中医理论模型的特征

（1）功能性

一是精神意识类功能，即五脏藏神说，心藏神、肝藏魂、脾藏意、肺藏魄、肾藏志，此外还有五脏五情说，即心主喜、肝主怒、脾主思、肺主悲、肾主恐。

二是五脏类功能，五脏皆有气，五脏之气，周流于身，升降出入，互换互动，是维持生命的基本形式。此外，如肺宣发卫气，肾主纳气。又如心肺在上，推行营卫之气，宣发敷布于外；肝肾居下，强筋壮骨，培元益气于内。从病理上看，五脏六腑气化太过不及、升降不顺，虚实反作，会出现气虚、气实、气郁、气结、气逆、气陷、气脱等临床状态。从而大大丰富了脏腑的功能属性。

三是关系类功能，主要表现在五脏之间的联系、五脏与六腑之间的联系、五脏与其他机体组织的联系等方面。如五脏之间的生克制化关系，肝与胆、心与小肠、脾与胃、肺与大肠、肾与膀胱的表里关系，五脏与五官（目、舌、口、鼻、耳）、五体（筋、脉、肌、皮、骨）、五华（爪、面、唇、毛、发）等的关系。

（2）超形态性

中医学模型往往超越了实体形态，如五脏并不是人体解剖形态上的肝、心、脾、肺、肾五个脏器。其实中医五脏学说经过了从形态到超形态的转变

---

① 原文载于《医学与哲学》2000年第2期。

过程，早期医学家们从解剖实体出发，发现了心主血脉、肝藏血、肺主气、脾主运化、胃受纳水谷、肾藏精主水等功能，随着功能性原则的逐步上升，一些非实体性、超形态性功能也逐渐被揭示，在五行模型作用下，多个脏器的相关功能被组合在一起，而同一个脏器的功能则被分离出去，最终分别组合为五类，称为"五脏"。这样组合起来的"五脏"显然是超形态的。然而目前不少教科书上仍称脏腑既是解剖器官又是功能单位，笔者认为这是不准确的。实际上这是说脏腑既是有形的，又是无形的，中医学的脏腑固然是有形态结构和物质基础的，但它分散在多个器官、多个系统之中，换言之，以物质基础为特征的脏器与五脏六腑并不是一一对应的关系，某一藏象的生理和病理功能往往是多个解剖脏器的生理和病理功能的汇合，在形态实体中，找不出任何一个解剖脏器的功能与中医学的脏腑功能完全相同。中医学的五脏是多个解剖脏器五大类功能的组合，已不再是解剖器官，而是超形态的功能单位。

（3）整体全息性

中医的理论模型具有整体性、全息性，仅以藏象学说为例，五脏的整体性表现为两方面，一是五脏一体，二是人天一体。五脏一体，表现在心为君主，分有次第；脏腑相关，表里配属；藏泻相因，相反相成；开阖有度，启闭适时；经脉络属，循环流注；神形相涉，紧密联系[1]。五脏是一个有机的整体，不可分割。因而在研究时，那种将五脏分割开来进行分析，试图寻找各脏的实体形态、物质基础的做法，是不符合五脏特性的。人天一体，表现在藏象与自然、与外在环境的有机联系上，人与自然按五行模型一一对应，五脏之气的升降潜藏与五时之气的阴阳消长互通，五脏之气的虚实强弱盛衰变化与四时气候变化、昼夜阴阳消长互动，此外，藏象发病与区域环境、地理位置、风俗习惯等都有密切关系。

（4）时序性

五脏模型具有很强的时序性、过程性。与空间结构相比，五脏更强调时

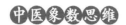

间结构。依据五行空间方位规定，五脏的空间部位是心（火）上，肾（水）下，肝（木）左，肺（金）右，脾（土）中央，这种空间排列显然不是人体解剖生理学上的脏器排列。实际上这种排列是一种时序性排列。《黄帝内经》早就提出"四时五脏阴阳"一词（见《素问·经脉别论》），五脏功能系统实际上反映了自然界四时的阴阳消长变化的时间节律，五脏与四时阴阳的相通、相应是《黄帝内经》的最基本观点，《素问》和《灵枢》一百六十二篇中至少有十二篇系统论述了这一观点。

（5）模糊性

就五脏模型而言，实际上是一种气化模型。五脏的本质是五脏之"气"，"气"的一大特点是连续性。"气"不像西方哲学和科学中的"原子"，"原子"之间是有间隙的，而"气"则是连续、无间隙的，当然五脏之气主要指五脏的功能。功能的五脏之间也是没有间隙的。五脏之间不仅有生克制化的关系，而且彼此之间有的功能可以相互补充，相互影响，往往难以断然分开。中医藏象与西医脏器在这一点上是不同的，西医的脏器是具体的可以测量的，脏器之间是可以分隔的，脏器之间的连接是清晰的。而中医的藏象则是超形态的，其功能系统虽也有各自的规定，但不乏互补交叉，其边界具有模糊性。如心主血，肝藏血，在生理上是相互协调、相互为用的。心主血，藏神；脾统血，为气血生化之源，两者在血液的生成与运行以及神志活动方面有密切关系。肝主疏泄，脾主运化；肝主藏血，脾主生血统血；肝主调一身之气机，脾为一身气机升降之枢纽，可见肝与脾互相影响、互相补充。脾主运化水谷和水湿，肺主通调水道；脾为生气之源，肺为主气之枢，在宗气的生成、水液代谢方面，肺与脾相互协作。

2. 中医理论模型的意义

中医模型思维与系统科学、非线性科学的某些原理有一定对应相通之处。五行—五脏模型基本符合系统科学的整体性原则、动态原则、最优化原则、模型化原则。五脏模型是一个简单的模型，中医以这个简单模型来模拟复杂的非线性现象。非线性研究、混沌研究的目的恰恰就是为了寻求复杂现象的简单根据，是使复杂的事物变得简单，使无序变有序，这就需要建构简单模型。一个理想的模型能包含无穷的内在层次，层次之间存在着"自相似性"。五脏模型是中医认识人体生命活动的比较理想的简单模型，这个模型可分为很多内在层次，如肝、心、脾、肺、肾是一个层次，胆、小肠、胃、大肠、膀胱是一个层次，目、舌、口、鼻、耳是一个层次……另外，每一脏又包藏五脏（五脏互藏）如肝中又有肝、心、脾、肺、肾……各层次之间存在自相似性或不尽相似性。

五脏模型与自组织原理有某些相通之处。所谓"自组织"，就是系统自行产生组织性的行为。一个远离平衡态的开放系统，当某个参量的变化达到一定的阈值时，通过涨落，有可能发生突变，即由原来的无序状态转变为一种在空间、时间或功能上的有序状态。这种非平衡系统由无序到有序的自我组织行为叫自组织现象，这种稳定有序状态的宏观结构叫耗散结构。要产生这种稳定的有序结构（耗散结构）需要一个远离平衡态的系统从外界吸收负熵流，还需要系统内部各个要素之间存在非线性的相互作用[2]。有学者认为，五行生克意味着五脏形成一个自我调节网络，五行生克是一种自组织行为，五脏通过五行生克维持动态平衡，维持一种稳态，这个稳态就是人体自身追求的目标——健康[3]。也有学者认为，阴阳就是调节，生命活动就决定于阴阳自和的稳态适应性自组织调节，"阴"可理解为自组织持向稳态的调节，"阳"可理解为自组织持向适应的调节。"阴阳"概括了以整体性稳态和主体性适应为目标的、稳态适应性自组织调节为动力的"目标动力系统"。[4]中医五脏系统从表面上看有生有克，生克制化，保持平衡，是一个平衡系统，而不具备远离平衡态的特点，其实不然。中医认为人之五脏之气，与天地之气相合、相应，天地之气有正有邪，人如果吸收天地之正气则五脏生克制化，

达到动态平衡；人如果吸收天地之邪气，人体内之正气不足于抵御邪气，则会出现乘侮的反常变化，从而导致生克制化的失衡，人就会得病。我认为，人体五脏是一个开放系统，天地之正气好比是负熵，天地之邪气好比是熵，人体不断吸收正气负熵，才能使五脏生克产生自组织行为，使人体无序的病理状态向有序的健康状态转化，从而产生动态平衡的有序结构（耗散结构）。因而五行—五脏的生克制化实际是一种自组织行为。

以阴阳五行为代表的中医理论模型是一种功能模型，它的方法论意义是重大的。以五脏学说为例，如按照传统的称谓，可称它为"藏象"的方法；如按现代科学的称谓，可称它为"控制论"的"功能模拟"的方法。其以象测脏、司外揣内的方法与控制论"功能模拟法"——"黑箱"的方法极为相似，即不打开系统，通过考察系统的行为去研究系统。人体系统在不打开情况下是一个黑箱，通过它的外部性质（"象"）以及输入值和输出值（服入药物和产生的外部变化）来对人体生命系统进行判断。功能模拟法要满足三个条件：①模型与原型之间具有相似的关系，即类比性；②模型在具体的研究过程中要能代替原型，即代表性；③通过对模型的研究，能够得到关于原型的信息，即外推性[5]。藏象模型法基本符合这三个条件。"象"即是通过四诊获取的输出于人体黑箱之外的"象变量"或"症状变量"；"藏"则是隐藏在人体黑箱内部用四诊不能直接获得的"藏变量"。藏变量是运用推导联系法由象变量推导出来的，是采用不打开黑箱的方法引进的一个变量系统，并据此来探求人体黑箱的内部结构和建立人体模型。

3. 中医理论模型的不足

中医理论思维模型是古人仰观天文、俯察地理、中通人事逐步摸索出来的，是对天地人（三才）运动规律的一种形象、模糊的图示，它是建立在以天道推及人道、天道即是人道（天人合一）的认识基础上的，它原本关注的是天道的动态功能和运动规律，揭示在对立面的相互作用下天道自然呈现盛衰消长、周而复始的运动变化的根本规律。中医将这个天道模型用于人道，以建构人体生命模型，应该说通过两千多年的医疗实践，以阴阳五行为基础的中医模型还是基本能够反映人体的功能特征和生命运行规律的。然而，也应该看到这个模型并不能完全精确地、数量化地反映人体各个解剖脏器实体的所有生理结构功能、病理变化。

阴阳五行模型是一个先验的、不能变更（"不易"）的模型，它好比一个一开始就设计得过于完美的大框子，后来的东西只能分门别类、按部就班的去填入这个大框子。以这个模型去限定活生生的、变化莫测的人体生命原型，无疑是不完备，也是不可能的。正确的态度应该是对这一思维模型与人体生命原型进行双向研究，抛弃错误，修正不足，逐步寻找到一种合理的、逐步逼近原型的模型，当然这就不能不借助于多学科的尤其是现代科学的新成果、新手段，这种借鉴的目的不是去验证、衡量、否定中医，而是在更高层面上修正、补充、发展中医。研究中医模型最重要的是应该采用临床研究的方法，以临床实践为判断依据和价值标准，同时借助科学与哲学、自然与人文相结合的研究方法，目的是为了找出这个模型的实质与特征、优点与不足，最终加以发展，而不要停留在科学阐释或简单比附上。

参考文献

[1] 王琦. 中医藏象学. 北京：人民卫生出版社，1997：53-57

[2] 伊·普里戈金. 从混沌到有序. 上海：上海译文出版社，1987

[3] 杨学鹏. 阴阳五行. 北京：科学出版社，1998：372

[4] 陆广莘. 中医生生之道. 传统医学文化与传统生命科学，1998：20

[5] 王雨田. 控制论·信息论·系统科学与哲学. 北京：中国人民大学出版社，1988：89-90

"象"模型：易医会通的交点

——兼论中医学的本质及其未来发展①

摘要：易学与中医学的会通问题历来是一个有争议的问题，本文从一个特定的层面即思维方式的层面探讨了这一问题，提出"象"思维是医易学共同的思维方式，是医易会通的交点。"象"思维包括"象"思维方法和"象"思维模型，本文认为"象"思维方法是一种模型思维方法，"象"思维模型有卦爻模型、阴阳模型、易数模型、五行模型、干支模型等多级同源、同质、同构的子模型。文章进而探讨了"象"思维具有整体性、全息性、功能性、关系性、超形态性、时序性以及重直觉、体悟、程式、循环的特征，指出这一特征正是中医学理论的本质。中医学与西医学的本质差别就是"模型论"与"原型论"的差别，两者各有优劣。文章还从"象"模型角度提出了"修补"中医思维方式、促进中医学术发展的中医未来观。

关键词：象　模型　思维方式　中医学

综观 20 世纪的易学与医学研究，可以说走过了一条"之"字形的道路。20 世纪初，唐宗海写成了医易学专著《医易通说》（1915 年上海千顷堂印本)，目的在于"为医学探源，为易学引绪"，唐氏是最早提出"中西医汇通"的医学家，本书从一个特定层面论证了中医并非不科学，在医易相关方

---

① 原载于《周易研究》2002 年第 2 期。

面着重论述了人身八卦理论及其生理、病理、诊断、治疗原理，既是对前代医易研究的总结，又开创了 20 世纪医易研究的新路。近代大医恽铁樵是反对"废医存药"、捍卫中医的主将，主张以中医本身学说为主加以改革，他在《群经见智录》中论述了医与易的关系，认为"《易》理不明，《内经》总不了了"，"《内经》与《易经》则其源同也"。可以说，20 世纪前半叶，"医易同源""医易会通"是医家的共识。

然而，20 世纪 50 年代以后，"医易"研究趋于低潮，尤其是十年"文革"时期，《易经》和中医"阴阳五行"都被打入封建迷信的行列，医易研究成为禁区。

20 世纪 80 年代以来，医易研究逐渐趋热，到 20 世纪 90 年代初达到高潮。在短短的十几年中，研究"医易"的著作出版了十几本（如邹伟俊主编《医易新探》[1]，邹学熹著《中国医易学》[2]，杨力著《周易与中医学》[3]，黄自元著《中国医学与周易原理》[4]，麻福昌著《易经与传统医学》[5]，李浚川、萧汉明主编《医易会通精义》[6]，何少初著《古代名医解周易》[7]，孟庆云著《周易文化与中医学》[8]，张其成主编《易医文化与应用》[9]，张其成著《易学与中医》[10]等），有关"医易"的专门学术会议开了八九次，①论文竟达数百篇之多。在医与易关系如"医易同源""医源于易"上，大部分研究者是持肯定态度的，也有一些研究者提出相反的意见，认为"医学理论与《易》无关"。[11]"《易经》《易传》都不是中医学的直接理论渊源，自《易经》产生后直到隋唐以前，在此长达一千六百多年的时间内，它对医学几无影响"。[12]"将医理放入《周易》之中，认为医生必须通晓《周易》，是从明末才开始的思潮，是一部分医家的认识和主张"。[13]由上述可见两派在对待隋唐以后"医易会通"这一点上是一致的，分歧的焦点是在隋唐以前，尤其是《黄帝内经》与《周易》有没有关系的问题上，肯定派承认两者有密切关系，《周易》对《内经》有影响；否定派不承认两者之间有关系。本人是持肯定

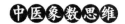

态度的，并从实践操作层面、文字载体层面、思维方式层面对《周易》对《内经》做了详尽的探讨[14][15]，此不赘述。近20年的医易研究应该说取得了不少成绩，但也不能不看到不少研究还处在低层面的比附、无根据的猜想、想当然的拔高和低水平的重复之中。对深层面的理论本质、思维方式的研究还远远不够。

本文旨在探讨易与医的共同思维方式、思维模型，并从中探讨中医学的理论本质及其未来发展方向。

一、"象"思维方法与"象"思维模型

考察《内经》与《周易》在思维方式上是否一致，不但是判断易学与中医学有无关系的重要依据，而且是探讨易学与中医学理论本质的必由之路。笔者认为《内经》与《周易》都是采用了"象数思维方式"，因"象数"的"数"实质上也是一种特殊的"象"，因此"象数思维方式"实质上就是"象"思维方式。

"象"思维方式的特点是：以取象（包括运数）为思维方法，以阴阳"卦象"为思维出发点和思维模型，以具有转换性能的"象数""义理"两种信息系统为思维的形式和内涵，以外延界限模糊的"象"（或称"类"）概念对指谓对象及其发展趋势做动态的、整体的把握和综合的、多值的判断。

1. "象"思维方法

所谓"象"思维方法即取象（包括运数）的方法，是《周易》的基本方法。从本质上说，"象"思维方法是一种模型思维方法。中医采用据"象"归类、取"象"比类的整体、动态思维方法。所谓"象"指直观可察的形象，即客观事物的外在表现。以《周易》为代表的取象思维方法，就是在思维过程中以"象"为工具，以认识、领悟、模拟客体为目的的方法。取"象"是为了归类或类比，它的理论基础是视世界万物为有机的整体。取象

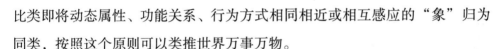

比类即将动态属性、功能关系、行为方式相同相近或相互感应的"象"归为同类，按照这个原则可以类推世界万事万物。

中医即采用这种方法，有学者称之为"唯象"的方法。中医在分析人的生理功能结构时，将人体脏腑、器官、生理部位和情志活动与外界的声音、颜色、季节、气候、方位、味道等按功能属性分门别类地归属在一起。《素问·五脏生成篇》曰："五脏之象，可以类推。"如心脏，其基本功能是主神明，主血脉。宇宙万物中的赤色、徵音、火、夏、热、南方、苦味、七数、羊、黍、荧惑星等均可归属于心。五脏均以此类推。这种取象的范围可不断扩展，只要功能关系、动态属性相同，就可无限地类推、类比。如果客体实体与之发生矛盾，那么也只能让位于功能属性。中医有一个"左肝右肺"的命题，历来争议很大。肝在人体实体中的位置应该在右边，为什么说"左肝"呢？其实这是从功能、动态属性上说的，肝有上升、条达的功能，故与春天、东方等归为一类，东方即左边。同时这个方位又是"象"模型的方位。

中医在对疾病的认识上，也是据象类比的。中医重"证"不重"病"，将各种病症表现归结为"证"。如眩晕欲扑、手足抽搐、震颤等病症，都具有动摇的特征，与善动的风相同，故可归为"风证"。中医"同病异治，异病同治"的原则，就是根据动态功能之"象"类比为"证"而制定的。因此，有些病的病因症状相同，却分属不同的"证"；有些病的病因症状不同，却归为同一"证"。关键在于是否有相同的病机，而不是取决于症状或病因。例如慢性腹腔炎、脱肛、子宫下垂这三种不同的疾病，其症状（象）不尽相同，发病的原因也不同，但它们的病机（动态功能）都有可能属于"中气下陷"，故可归为同一"证"，都可采用补中益气汤治疗。

中医以"象"建构了天人相合相应、人的各部分之间相合相应的理论体系，取象可以不断扩展，没有范围限制。这种"象"已超出了具体的物象、

事象，已经从客观事物的形象中超越出来，而成为功能、关系、动态之"象"。由静态之"象"到动态之"象"，使得无序的世界有序化，使得人体与宇宙的关系有序化。

所谓运数思维，就是以"数"为思维工具来把握客观世界。值得一提的是，运数之"数"实质上就是"象"，它并不偏向于定量，而是偏向于定性。《素问·金匮真言论》将五脏中肝、心、脾、肺、肾与八、七、五、九、六相配，这是依五行生成数图（即后世所谓的"河图"）中的成数配五脏，木的成数为八，火的成数为七，土的成数为十，金的成数为九，水的成数为六。中医理论中"五"脏、"六"腑、"十二"经脉、奇经"八"脉、"十二"经别、"三"阴"三"阳、"五"运"六"气、"五"轮"八"廓、"六"淫"七"情、"三"部"九"候、"八"纲辨证、"八"法、"四"气"五"味、"五"腧穴、"八"会穴、灵龟"八"法、飞腾"八"法等，均是运数思维的体现，其数字虽带有量的规定，但主要是为了表性，"数"与其说成"数"不如说成"象"，同时也是为了满足象数思维模式的需要。在后世的发展中，中医理论大量吸收了天文、历法、卦爻的知识和框架，扩大取象范围。《灵枢·阴阳系日月》将十二经脉与十二月相配，《素问·阴阳别论》曰："人有四经十二顺（从），四经应四时，十二顺（从）应十二月，十二月应十二脉。"杨上善进一步解释道："四经，谓四时经脉也。十二顺，谓六阴爻、六阳爻相顺也。肝心肺肾四脉应四时之气，十二爻应十二月。"《黄帝内经太素·阴阳杂说》在诊断辨证学说中，无论是脉诊、舌诊、眼诊、尺肤诊都有遵循全息的八卦结构规律，依此规律可取象比类。《伤寒论·伤寒例》提出外感病决病法，直接以四时、八节、二十四气、七十二候观测外感病，以乾坤阴阳爻的消长取象比类说明一年四时阴阳变化规律及外感病发病规律。而运气学说、子午流注则是将天文历法之"象"与人体生理、病理综合研究的代表，是"天人合一"思想的具体体现。

2. "象" 思维模型

"象"思维方法是和"象"思维模型分不开的。"象"实际上就是一种思维"模型"。所谓"模型"，是人们按照某种特定的目的而对认识对象所做的一种简化的描述，用物质或思维的形式对原型进行模拟所形成的特定样态，模型可以分为物质模型与思维模型两大类。《周易》"象"模型是一种思维模型，而不是物质模型。"象"模型源于《周易》经传及其他先秦经典，由汉后"易学"总其成。"象"模型是中医思维所采用的理论模型。作为一种思维范式，"象"模型具有程式化、固定化、符号化的特点。"象"模型主要有卦爻模型、阴阳模型、易数模型、五行模型、干支模型等。

（1）卦爻模型：《周易》用卦爻作为思维模型，卦爻最基本的符号是阳爻（—）和阴爻（--），阴阳爻的三次组合构成八卦（$2^3 = 8$），阴阳爻的六次组合构成六十四卦（$2^6 = 64$），六十四卦也可看成是八卦的两两相重构成（$8^2 = 64$）。六十四卦是《周易》的基础模型，这个模型不仅包含六十四卦的卦象符号，而且包括它的排列次序。卦爻辞及《易传》则可看成是对这个模型的文字解说或内涵阐发。阴阳卦爻既有生成论意义，也有结构论意义，是象数思维的基点。其余六十二卦可看成是乾坤二卦的交合与展开。六十四卦是宇宙生命变化规律的完整的符号系统，也是理想的"象"（符号）模型。

中医有关生命的藏象模型有多种，其中就有一种是八卦藏象。如《灵枢·九宫八风篇》直接将九宫八卦与脏腑配合，以九宫八卦占盘作为观察天象、地象及人体、医学的工具，将八卦、八方虚风与病变部位有机对应，以文王八卦作为代表符号，表示方位（空间），显示季节物候（时间）变化特征。后世基本依据这种配属关系。不过《黄帝内经》中这种藏象模型并不占主要地位，除此篇以外，《黄帝内经》几乎没有直接运用卦爻模型的记载。

（2）阴阳模型："阴阳"模型从实质上看正是卦爻模型的文字形式。虽然"阴阳"的概念《周易》经文中并没有出现，而是首见于《国语·周语

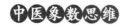

上》，时为西周末年，然而阴阳的观念则至迟在殷、周时期已相当成熟，当时成书的《易经》（《周易》经文）的卦爻符号、卦名等已说明这一点。而《易传》则毫无疑问是先秦"阴阳"哲学的集大成者。

《黄帝内经》虽然不是主要采用卦爻模型，但却采用阴阳思维模型。在《内经》中，无论是作为生理学、病理学基础的藏象学说、经络学说，还是作为诊断学、治疗学基础的四诊、八纲、证候、本标、正邪等学说，均是阴阳思维模型的运用。中医说到底就是"法于阴阳，和于术数"（《黄帝内经素问·上古天真论》）。中医以"阴阳"模型阐释人天关系与人体生命结构功能。中医认为人体和宇宙万物一样充满"阴阳"对立统一关系，"阴阳者，天地之道也，万物之纲纪，变化之父母，生杀之本始，神明之府也"（《素问·阴阳应象大论》）。中医认为人体组织结构符合"阴阳"模型：上部、头面、体表、背部、四肢外侧为阳，下部、腰腹、体内、腹部、四肢内侧为阴；六腑为阳，五脏为阴；手足三阳为阳，手足三阴为阴；气为阳，血、津为阴。五脏按部位、功能又可分阴分阳，每一脏腑又分阴分阳。可层层划分。中医运用"阴阳"以阐释人体生理功能，人体病理变化，疾病的诊断辨证，治疗原则以及药物的性能等。阴阳的对立制约、互根互用、消长平衡及相互转化用以阐释人体生命现象的基本矛盾和生命活动的客观规律以及人体与自然相应的整体联系。阴阳模型是中医的最基本模型。在此基础上，进一步发展为三阴三阳。三阴三阳用以阐释经络，手足分别配以太阴、阳明、少阴、太阳、厥阴、少阳，共十二经脉，三阴三阳有开阖枢的序次和功能。三阴三阳还指伤寒热病邪侵入经络以后的传变次第、地球公转形成的气候周期（主气）、日月星等天体运动变化形成的气候周期（客气）。《内经》中还有四阴阳说，《灵枢·阴阳系日月》将心、肺、肝、肾分别称为"阳中之太阴""阳中之少阴""阴中之少阳""阴中之太阳"。加上脾为"阴中之至阴"，该模型又与五行模型相通。

（3）易数模型：《周易》以及后世易学还构建了"易数"模型，如爻数、天地数、大衍数、河图数、洛书数、五行生成数等，笔者认为这些数并不是表示数量的，而是表示功能属性的，实际上就是一种特殊的"象"，属于"象"模型范畴。

《内经》已开始用易数模型解释人体生理、病理现象。《内经》依据易"数"模型建构了中医生理、病理、诊疗理论体系。如以"八""七"为周期论述男女生长的节律，以五行生成数与九宫数论证五脏学说，以天地之至数论述了三部九候、九窍、九脏、九针，以六位数论述三阴三阳……如上文所言《素问·金匮真言论》中"八、七、五、九、六"配属五脏，乃是河图中五行之成数。"左肝右肺"除上文所述是取动态、功能之"象"，同时还是遵循后天八卦模式中的方位规律，并不是指形体上的解剖位置。十二经络的形成也与卦爻模型有关。马王堆汉墓帛书记载的经脉还只有十一条（见《阴阳十一脉灸经》《足臂十一脉灸经》），并且还没有完整的"手足""阴阳"的名称。从马王堆帛书到《内经》，从十一脉发展到十二脉，《周易》六爻模型起了一定作用。运气学说更是遵循河洛卦爻模型，《素问·五常政大论》除"五运平气之纪所应"之数为河图生成数外，还将五脏病变与洛书九宫数相联系。

（4）五行模型："五行"模型虽然在通行本《周易》中没有出现，而是最早出现于《尚书》中的《甘誓》篇与《洪范》篇，但帛书本《周易》已言"五行"，更重要的是汉以后讲"五行"的主要是易学家，"五行"成为汉以后易学的基本内容。

中医把五行作为人体与事物的归类及相互联系的模型，体现人体的功能分类及生克乘侮、亢害承制的变化规律，并用以解释人体生理、病理现象，用以说明诊断、辨证和治疗原则。《黄帝内经》将"五行"模型与"阴阳"模型相结合，共同构成阐释生命现象和规律的理想模型。在五行模型中，五行与五脏的配属为中心，五行是个纽带，将器官（五官）、形体（五体）、情志（五志）、声音（五声）以及方位（五方）、季节（五时）、颜色（五色）、味道（五味）、生化（五化）等纳入其中，以此说明人与自然的统一性、人本身的整体性。五行的生克乘侮是事物联系、人体功能活动联系的法则。五行相生、相克说明脏腑之间资生与制约的联系，五脏中每一脏都具有生我、我生、克我、我克的生理联系，这种联系把五脏构成一个有机的整体。病理上相生代表母病及子、子病犯母的传变过程，相克代表相乘（相克太过为病）与相侮（反克为害）的传变过程。五行模型还广泛地用于诊断、治疗等方面。五行模型是中医最基本模型，它与阴阳模型互为补充、互为印证。

（5）干支模型：天干、地支也同样不是最早出现于《周易》，而是甲骨文，但汉以后易学家将干支纳入易学，从而成为象数易学的重要内容。

中医学特别重视时间，从某种意义上说，中医学就是时间医学。因此作为表示时间、历法的天干、地支，在中医学中得到了广泛的运用，从藏象、经络、脉象、证象等生理病理学说，到运气、针灸、处方、用药等诊断治疗学说，无不有对干支的运用。

总之，卦爻、阴阳、易数、五行、干支是"象"思维的子模型，从属于"象"模型的大范畴。各级"象"模型其实是同源、同质而且同构的关系，只是有的偏于表示数理（如易数河洛模型），有的偏向于表示关系（如五行模型），有的偏于表示方位和时间（如八卦模型），有的偏于表示分类（如阴阳模型），把它们综合起来可称为"象"统一模型。

"象"模型是中华传统思维方式的基本模型，决定了中华文化的面貌和走向，也深深影响着中国传统医学科学的理论建构，成为中国传统科学文化的本质要素。象数模型是与象数方法紧密联系在一起的，象数方法也是《黄帝内经》建构中医理论体系的基本方法。《黄帝内经》采用取象运数的方法，创立了藏象、脉象、证象以及治则治法学说。后世如《伤寒论》、

《千金要方》、《素问》王冰注、金元四大家、孙一奎《医易绪余》、张介宾《类经图翼》、邵同珍《医易一理》、何梦瑶《医碥》、唐宗海《医易通说》等都直接或间接运用或发展了这个模型。尤其是隋唐以后，医学家自觉地引易入医，最明显的表现则是采用了卦爻、阴阳、易数、五行、干支等"象"思维模型。

二、从"象"思维的特征看中医学的本质及其走向

1. "象"思维的特征

"象"思维方式的特征主要表现在以下方面[16]：

（1）重整体、类比，轻个体、分析。中医不但将人本身各部分之间看成一个整体，而且将人与自然看成一个整体。这就是所谓的"人身小宇宙，宇宙大人身"。在这个理论基础上采用类比、类推的方法，将人体各部分与外界各事物融为一体。对人体各部分不做个体的、深入的分析，对人与外界事物为什么"合一"、怎样"合一"不进行具体的分析，只重视在模型范式上的归类"合一"。中医对疾病的认识也体现这一特点。如"龋齿"，甲骨文中已有文字记载，说明"虫"是病原、病因，后来从整体上考察，认为胃热、虚火是其病因。

（2）重动态、功能，轻实体、结构。中医类比之"象"是动态、功能之"象"。中医很多概念只代表功能，不一定非有实体结构。《灵枢·阴阳系日月》说："阴阳者，有名而无形。""阴阳"已从"日月"的实体意义抽象为动态范畴，是泛指，指事物的共性，而不是指具体事物的形体。中医"脏腑"概念绝非指生理解剖意义上的实体结构，而是指功能相同、时空节律形态具有同步性、全息性的一组动态结构。"左肝右肺"绝非指肝在左边，肺在右边，而是指"左"与"肝"具有上升的阳性功能，"右"与"肺"具有下降的阴性功能。"左"与"右"的动态功能由太极象数模型的规定性所

决定。

（3）重直觉、体悟，轻实证、量化。直觉体悟是中国传统的认知方法，中医对人体生理、病理的认识体现了这一特点。藏象、经络学说主要是通过直觉体悟感知的。脏腑的生理结构与人体实际解剖部位并不相同，说明不是由实证方法得出的。经络主要是循经感传的认知固化的产物。中医在诊断、辨证上更体现了这一特点。望闻问切四诊是一套由表知里的诊断方法，通过对脏器经络的功能性变化的感知，把握疾病发生病因、病变机理，与西医运用仪器、直接从病变部位摄取体质方面的信息来把握病变机理的实证、量化方法有所不同。中医诊断辨证有高明与低劣、正确与错误的差异，主要取决于认知主体——医生认知、感悟能力的高低，中医尚缺乏一套具有量化规定性的诊断标准。

（4）重程式、循环，轻创造、求异。中医理论体系从本质上说是一种程式化的体系。从生理学说看，早期是从解剖实体形态出发认识脏腑的，如古文《尚书》《吕氏春秋·十二纪》《礼记·月令》均认为脾属木、肺属火、心属土、肝属金、肾属水（参见孔颖达《礼记正义疏》），而今文《尚书》和《内经》则从功能出发，确定了肝木、脾土、心火、肺金、肾水的模式，并一直沿用下来，成为中医生理的最基本框架。经络的定型同样也是程式化的产物。中医诊断、辨证也可以说是程式化的，如面部诊、寸口脉诊、尺肤诊、舌诊等，其与内脏相对应的部位排布均是依准后天八卦结构规律，笔者提出一维和二维的八卦全息结构模式。再如八纲辨证，六经辨证，主要是遵循阴阳模式。注重程式、模型，注重循环往复，必将导致创造性、求异性的缺乏，几千年来中医的理论基本没有突破。

总之，以象数为思维模型、以取象运数为思维方法，注重天人的整体性、全息性，注重生命的功能性、关系性、超形态性、时序性，注重认知方法的直觉、体悟、程式、循环，是中医学理论的本质。[17]

2. 中西医学思维方式的差别与优劣比较

（1）中医学与西医学思维方式的差别。关于中西医学思维方式的差别，学术界有"元气论"与"原子论"、"整体论"与"还原论"、"系统论"与"分析论"、"功能论"与"结构论"等观点，笔者认为中医学与西医学思维方式的本质差别是"模型论"与"原型论"的差别。[18]中医学和中国传统生命科学采用的是"模型论"思维方式，即从功能模型、关系虚体出发，建构人体生命系统；西医和现代生命科学是"原型论"思维方式，即从解剖原型、物质实体出发建构人体生命系统。

西医学采用"原型论"的思维方式，遵从"原子论"和"二元对立"的哲学传统，采用分析、实验还原的方法认识人体生命。西方传统认为原子是世界本原，有限、有形的原子构成物质及其运动，运动的根源在原子的外部，原子与原子之间是间断的、虚空的，要认识"原子"，必须采用分析、还原的方法，由此发展出17世纪以机械自然观为背景的西方近代实证科学。在对生命的认识上，由古希腊四体液学说，到19世纪30年代德国科学家发现细胞，并逐渐发展为以细胞学说为基础的近代生理学、病理学、诊断学和治疗学，直到进入当代分子生物学，医学从细胞水平进入分子水平。统观这个过程，其实都是在运用分析、实验、还原的方法，探求构成物质、生命的最基本元素、基本结构功能，这就是"原型"。西医解剖学、生理学、病理学、治疗学等均从人体"原型"出发，以阐明人体的形态结构、生理功能、病理变化、疾病治疗为目的，解剖学、生理学是西医的理论基础。西医学和现代生命科学从物质结构层面将人体生命还原成分子生物结构，并可望在近几年内提前完成人类基因组计划。可以说西医学和现代生命科学在人体生命"原型"的研究方面所取得的成就是无可替代的。

中医学采用的是"模型论"思维方式，遵从"元气论"和"天人合一"的哲学传统，在"象"模型支配下，采用横向、有机整合的方法认知生命。

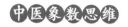

中国则形成并遵从"元气论"的传统。从《周易》、道家到中医无不讲"气"。"气"是世界本源，"气化"运动是事物发展变化的源泉，这种运动是"气"内部的相互作用。"气"是连续不断、流动有序的，是介于有形有状的粒子与无形无状的虚空的中间状态，可双向转换。中医在对待人的生命时，即从"气"入手，"气"既是生命的最小物质又是生理动态能。"气"的生命体现必然导致整体性、功能性、直觉性、程式化的方法论。"气"是中医学的最基本模型，"气"也是一种"象"。如上所述，气—阴阳—五行—象数模型是中医学的思维模型。《黄帝内经》遵循这个思维模型，一开始就没有走向机械、分析之路。《黄帝内经》将人看成一个有机的、开放的系统，而不是看成一个可不断分割的机体。在人体这个系统中，人体小时空对应天地大时空，对应天时、物候、方位及万事万物，这种对应是由象数模型决定的。因此人体和整个宇宙在中医看来都是很容易把握的，只要用这个模型去推测、比拟就可以了。中医所谓的"模型"与科学所谓的"模型"内涵不尽相同，科学"模型"分为思维模型与物质模型，对此笔者已另文论述。就中医学"模型"与现代科学"模型"的区别而言，主要表现在以下三方面：一是现代科学的"模型"是定量化的，包括了数学模型，能从一定的基本概念和数量关系出发进行推理和演算，对有关问题和现象做出定量的回答和解释；而中医学的"模型"是定性化的，五行并不表量而是表性，不是作为数量的依据，而是提供定性的参考性推论。二是现代科学的模型是一种纯科学模型，不包含社会政治、哲学文化等非科学因素；中医学模型则带有浓厚的人文色彩，中医模型方法包含哲学的、主观的、体悟式的方法。三是目的不同，现代科学的模型方法是以自然或人的"原型"为目的，最终是要揭示自然或人体的实体本质、物质结构及其功能、规律，关注的是"原型"；而中医学关注的是"模型"，"原型"往往服从于"模型"，"藏象"即是一种典型的模型，对藏象模型的构建成为中医人体生命科学的目的。"模型"只是现代科

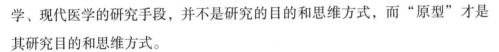

学、现代医学的研究手段，并不是研究的目的和思维方式，而"原型"才是其研究目的和思维方式。

（2）中西医思维方式的优劣。中医和西医在思维方式上各有优劣，主要体现在以下方面：

在生命观上，中医的优势主要体现在生命的精神层面、功能层面、整体层面、动态层面，体现在对生命复杂现象的直觉观测、灵性感悟、整体把握上。与之相比，西医则在生命的物质层面、结构层面、个体层面、静态层面，以及对生命现象的知性观测、数理分析、微观把握上占有优势。

在疾病观上，中医的优势体现在未病养生的预防观念、辨"证"求"本"的诊断方法、发掘正气潜能、自稳自组自调节的治疗原则上。西医的优势在于对病因病理病位的物质性指标的精确把握，对疾病病灶的定位、定量的准确消除上。

在医学模式上，西医主要采用生物医学模式，而中医则是一种综合性的、大生态、大生命的医学模式，以五行—五脏模型而言，它既包含有文化社会的因素，又包含有自然科学的因素；既反映了人体五脏之间不可分割的复杂关系，又反映了人体内"藏"与自然万物外"象"的对应关系。自从1977年恩格尔（G. L. Engel）提出超越生物医学模式的生物—心理—社会医学模式，中西医都面临着如何实现医学模式转变的任务，而在这点上中医学因其比较重视整体和综合，因此在这个转变中有着一定的优势和机遇。

在思维方法上，西医采用纵向的、机械的、还原分析的方法，导致对人的认识从器官、组织、细胞到DNA、RNA、基因，注重生命微观的纵深探讨，在形态、结构、细节上达到相当的高度，占有相当的优势。中医采用横向的、有机的、整合的方法，从整体、宏观、动态、联系上认知生命，是中医的强项。

3. 中医学的未来发展

在中医的未来发展战略问题上，目前有"传统派"与"现代派"之争。

笔者属于"传统派"。笔者认为"现代派"提出的最响亮的口号"中医现代化"实际上已构成一个悖论，我称之为"中医现代化悖论"[19]，这个"悖论"可描述为"中医要实现不改变其非现代科学形态的现代科学化"。也就是说所谓的"现代化"在相当多的人看来就是要"现代科学化"（其实"现代化"的涵义远非这么简单），而中医学是一种传统科学，不是现代科学，要"现代科学化"就是丢弃自己的特色；而不现代化，在现代科学技术面前又难以保持自己的特色。如何既保持自己的特色（传统科学形态）又实现"现代科学化"，无疑构成了一个"悖论"，自从笔者提出这一"悖论"以来，已引起业内、业外人士的较大注意，并引发了一场中医存亡世纪大论争。如何走出这个"悖论"的怪圈，的确需要我们好好研究，而首先应当解决的当然就是中医理论模型问题。

就"象"思维模型而言，我是持"修补"观点的。医易"象"模型是古人仰观天文、俯察地理、中通人事逐步摸索出来的，是对天地人（三才）运动规律的一种形象、模糊的图示，它是建立在以天道推及人道、天道即是人道（天人合一）的认识基础上的，它原本关注的是天道的动态功能。这个模型对天地包括人的运动大规律是基本适合的，它揭示了在对立面的相互作用下呈现盛衰消长、周而复始的运动变化的根本规律。中医即用它来建构五脏生命模型，应该说通过两千多年的医疗实践，五行—五脏模型还是基本能够反映人体的功能特征和生命运行规律的。《黄帝内经》采用"象"思维方式，以横向、有机、整合的方法认知生命，这无疑是生命科学的大方向，但也不能不看到中医"象"思维模型并不能完全精确地、数量化地反映人体各个脏器实体的所有生理结构功能、病理变化，不能不看到中医不重量化、不重分析的思维取向导致对生理病理的细节认识不清，诊断辨证的较大"艺术性""模糊性"，理论框架的万能化甚至僵化，造成了中医发展的缓慢，造成了中医与现代科学的隔阂。可见象数的思维方式给中医带来的正负面影响都是巨大的。

一切模型都来源于实践，随着实践的发展，模型也在流动、变化、更新之中。医易"象"模型也不例外。由于生命世界的高度复杂性，借助于一种或几种模型往往不能详尽地、精确地反映原型的结构、属性和行为。以阴阳—五行为代表的"象"模型是一个先验的、不能变更（"不易"）的模型，它好比一个一开始就设计得过于完美的大框子，后来的东西只能分门别类、按部就班去填入这个大框子。以这个模型去限定活生生的、变化莫测的人体生命原型，无疑是不完备，也是不可能的。正确的态度应该是对这一思维模型与人体生命原型进行双向研究，抛弃错误，修正不足，逐步寻找到一种合理的、逼近原型的模型，当然这就不能不借助于多学科的尤其是现代科学的新成果、新手段。这种借鉴的目的不是去验证中医、衡量中医，更不是去否定中医、改造中医，而是在更高层面上修正、补充、发展中医。

现代中医所面临的关键问题，应该在真正认清"象"思维的前提下，继续把握宏观、整体、动态认知生命的大方向前提下，致力于研究怎样弥补微观、分析、形态方面先天不足的问题。具体地说就是继承整体性，强化分析性；继承动态功能性，强化形态结构性；继承主观性、直观性，强化客观性、逻辑性；继承求同性，强化求异性。中医的重点应放在后者，相对地说，西医的重点应放在前者。在思维方式的层面使中西医达到一种最佳配置，实现形而上意义上的中西医结合，这无疑是中医发展的走向，也是实现中医现代化的前提。

注释：

①1986 年 12 月南京"医易研讨会"，1989 年 10 月贵阳"医易相关研究国际学术讨论会"，1990 年 11 月泰安"国际周易与中医学思想研讨会"，1991 年 12 月福州"海峡两岸医易学术研讨会"，1993 年 11 月贵阳"国际周易与传统医学文化研讨会"，1995 年 3 月南京"国际易医学术研讨会"，1996 年 10 月"国际中医与周易学

术研讨会",1998 年 10 月北京"国际传统医学与传统文化(周易)研讨会"等。

参考文献

[1] 邹伟俊.医易新探.内部版.金陵思维科学研究所,1988

[2] 邹学熹.中国医易学.成都:四川科技出版社,1989

[3] 杨力.周易与中医学.北京:北京科技出版社,1989

[4] 黄自元.中国医学与周易原理.北京:中国医药科技出版社,1989

[5] 麻福昌.易经与传统医学.贵阳:贵州人民出版社,1989

[6] 李浚川,萧汉明.医易会通精义.北京:人民卫生出版社,1991

[7] 何少初.古代名医解周易.北京:中国医药科技出版社,1991

[8] 孟庆云.周易文化与中医学.福州:福建科技出版社,1995

[9] 张其成.易医文化与应用.北京:华夏出版社,1995

[10] 张其成.易学与中医.北京:中国书店出版社,1999

[11] 廖育群.岐黄医道.沈阳:辽宁教育出版社,1991

[12] 薛公忱.略评"医易同源"及"医源于易".南京中医药大学学报,1995(2)

[13] 李申.周易与中医关系略论.易医文化与应用.北京:华夏出版社,1995

[14] 张其成.易学与中医.北京:中国书店出版社,2001

[15] 张其成.论《周易》与《内经》的关系.国际易学研究:第六集.北京:华夏出版社,2000

[16] 张其成.论中医思维及其走向.中国中医基础医学杂志,1996(4)

[17] 张其成.中医理论模型的特征、意义与不足.医学与哲学,2000(2)

[18] 张其成.模型与原型:中西医的本质差别.医学与哲学,1999(12)

[19] 张其成.中医现代化悖论.中国医药学报,1999(1)

"气—阴阳—五行"模型的复杂性再探①

摘要：中医"气—阴阳—五行"模型是一个虚性思维模型，是一个超形态的功能性、关系性模型，是动态的相对性、互换性模型，是理想化的整体性、模糊性模型，是自相似性、自组织性模型。这一模型与系统科学、复杂性科学的部分原理或原则相吻合。但这一模型也具有不能定量、各层次之间关系不足、带有主观臆测色彩等缺点。

关键词：气　阴阳　五行　模型　系统科学　复杂性科学

"气—阴阳—五行"模型是中医学理论的基本模型，笔者曾称之为"二体三用模型"或"太极象数模型"[1]，并认为这一中医学基本模型具有超形态性、功能性、整体全息性、模糊性等特征[2]。中医虚性的"思维模型"的方法与西医实性的"物质模型"（亦称"原型"）的方法，正是中西医的本质区别之所在[3]。上述观点提出后，曾引起过争论。本文拟从系统科学、复杂性科学角度对这一模型的特征做进一步的阐释。

一、"气—阴阳—五行"模型的复杂性特征

1. "气—阴阳—五行"模型是超形态的功能性、关系性模型

"气—阴阳—五行"不仅是中医学重要的概念范畴，而且是中医学最基本的思维模式。中医采用这一模型建构了自己的生理—病理—诊断—治疗的

---

① 原载于《中国医药学报》2003年第5期。

理论体系，从本质上说，"气—阴阳—五行"模型是一种非实体的虚性思维模型。如"气"字甲骨文中已经出现，指气体状态的存在物，如云气、蒸气、烟气以及风等。"气"有两种状态：一种是凝聚的、有形的状态，分散、细小的气凝聚为看得见摸得着的实体；一种是弥散的、无形的状态，细小、分散的气由于不停地运动弥散而看不见摸不着。到西周时期"气"已从表示有形可感的实物转变为无形的抽象概念。有形的气习惯上称为"形"，无形的气习惯上称为"气"。"气"具有超形态性，气非形体但却是形体之本。"阴阳"原本指阳光照射不到的地方与照射得到的地方，后指相互对立的两个实体，如日月、天地、水火、血气、魂魄、男女等。到西周时期"阴阳"指无形的二"气"，初步具有了哲学意味，是抽象的、无形的。"五行"早期指"五材"，即木、火、土、金、水五种基本物质、材料，后指与这五种物质材料有关的五种属性，已超越了实体形态。"气—阴阳—五行"从实体原型向虚体模型的转变，至迟是在西周末年。按照这一模型，中医建立的五脏并不是人体解剖形态上的肝、心、脾、肺、肾五个形态脏器，而是具有五种相关功能的多个脏器的组合，这样组合起来的"五脏"显然是超形态的。

"气—阴阳—五行"作为一种虚性思维模型，已从物质实体转变为功能实在。虽然"气""阴阳""五行"最早都表示特定的物质实体，但当它一旦成为一种思维模型，一旦成为一个哲学范畴，并被中医广泛运用时，它就不再是指有形态结构的物质、实体，而是指超越形体的功能和属性。如在先秦哲学典籍和《内经》医学中，"气"的主要功能是：气是天地万物的本原，是生命的基本条件，是天地万物感应的中介。"阴阳"从单纯指背阴、向阳的实体转变为两种相反、相对的功能属性：凡具有推动、温煦、兴奋、发散、上升的功能，则属于"阳"；凡具有静止、寒冷、抑制、凝聚、下降的功能，则属于"阴"。"五行"从五种实体的元素材料转变为五种基本功能属性，即润下（水）、炎上（火）、曲直（木）、从革（金）、稼穑（土）"五性"，这是《尚书·洪范》首次规定的。后世对五行的解释基本上没有偏离这种属性规定。"五性"又演变为"五类",即木、火、土、金、水五种分类原则。《吕氏春秋·十二纪》《礼记·月令》等开始以五行为原则类分时令、祭祀、藏象、音律、方位等万事万物,这样一来,原本十分复杂、难以计量的事物一下子简单明晰了。《内经》建立的五脏系统,是五行模型作用的结果,表示人体生命五类功能体系。

"气—阴阳—五行"表示的是关系实在,属于关系性思维,其特征为注重事物与事物之间的关系及事物内部部分与部分的关系超过了注重事物的形体及事物的内在构造。如"气"往往表示联系万事万物、联系每一物体内部各部分的中介。物体与物体之间、每一个物体内部都充满了气,在气的作用下,万物相互感应,相互融和,才成为一个合一的大整体,每一个事物才成为一个内部互有关联的整体。"阴阳"也是一种关系,阴阳的关系有:阴阳互根、阴阳互动、阴阳消长、阴阳交感、阴阳互制、阴阳争扰、阴阳转化、阴阳胜复等。"五行"更是一种关系模型,五行之间的关系主要有五行生克、五行乘侮、五行胜复、五行制化等。笔者认为,与西方的"四行"(水、火、土、气)、印度的"四大"(地、水、火、风)相比,"五行"更为高明、流传也更久,其根本原因就在于五行具有关系性特征。

2. "气—阴阳—五行"模型是动态的相对性、互换性模型

"气—阴阳—五行"模型是一个相对性模型。如"阴阳"是相对的,不是绝对的。具体表现为,一是"阴阳"要随着比较标准的改变而改变。阴阳是通过比较而确定的,单一方面无法定阴阳,没有比较标准也不能定阴阳,比较的标准不同,做出的判断也不同。如以 0℃水为标准,则 -1℃水是阴,1℃水是阳;如以 10℃水为标准,则 1℃水为阴,11℃水为阳。二是阴阳要随着关系的改变而改变。阴阳并不是实体,也不是事物所固有的本质,阴阳表示的是事物之间的关系。如在男与女这组关系中,男是阳,女是阴;而在父

母与子女这组关系中，母（女）则为阳，子（男）则为阴。三是阴中有阳、阳中有阴。因为阴阳是层层可分的，阴阳中复有阴阳。如昼为阳、夜为阴；昼中上午为阳（阳中之阳）、下午为阴（阳中之阴），夜中前半夜为阴（阴中之阴）、后半夜为阳（阴中之阳）。再如"五行"，同样要随比较标准的改变、关系的改变而改变，同样也有各行又兼含有"五行"的现象。至于"气"的相对性则表现在其动态性上，哲学意义上的"气"已与"形"分立，"形"是有形的、静态的，"气"则是无形的、动态的。"气"具有运动不息、变化不止、连续不断的特性。气的运动称为气机，气机必然产生各种变化，从而化生天地万物，称为气化。气化学说经历了精气与元气两个发展阶段。气无形质而可以渗透、贯穿到一切有形质的事物之中，无处不入，无时不入；同时气又可以吸收其他事物的成分而组成各种各样的气，如阳气、阴气、天气、地气、风气、云气等。

　　"气—阴阳—五行"虽是一个三级的思维模型，但三者之间具有互换性。从气的角度看，阴阳是二气，五行是五气；从阴阳角度看，气是阴阳的未分状态，五行是阴阳的分化状态。气—阴阳—五行是一个逐渐生成和分化的过程，是三个不同的层次。气生阴阳，阴阳生五行。《周易·系辞传》说："易有太极，是生两仪，两仪生四象，四象生八卦。"太极（气）生两仪（阴阳）为第一级划分，阴阳生四象（太阳、太阴、少阳、少阴）为第二级划分，四象生八卦为第三级划分。《内经》根据人体的实际情况对阴阳做了有限的划分，其中"三阴三阳"是中医的发明。从某种意义上说，五行也是由阴阳所化生的，五行为两对阴阳（火与水、金与木）加上中"土"，这个中"土"就是"阴阳"之间的关系中介。

　　"气—阴阳—五行"符合系统科学方法的动态原则、历时性原则。系统方法将系统看成是动态的"活系统"，五脏学说即符合这种动态原则，它的最大特点就是把人看成是动态的"活系统"，五脏之间的生克制化维持人的动态平衡。五脏之间的乘侮逆行打破人的动态平衡，中医就是调整五脏模型，使之从不平衡达到相对平衡。

3. "气—阴阳—五行"模型是理想化的整体性、模糊性模型

该原则基于要素对系统的非加和性关系，即整体大于部分之和。当要素之间存在相干性、协同性时，会有新质的突现。这个新质不是单个要素所具有的，而是系统整体才具有的。五行—五脏系统从整体出发，立足于整体来分析部分以及部分之间（脏与脏、脏与腑等）的关系，通过对部分的分析而达到对整体的理解，因而五脏是不可分割的，五脏之间彼此联系才突现生命功能的新质。不仅如此，五脏还与时间、空间等体外信息相互对应，构成一个内外沟通的有机整体。

这一模型符合系统科学的整体优化原则，即最优化原则。它要求在研究解决问题时，统筹兼顾，大力协同，多中择优，采用时间、空间、程序、主体、客体等重要的峰值佳点，进行整体优化和系统筛选。五行—五脏模型可以说就是最优化筛选的结果。为什么不把人的功能结构系统分为六脏、七脏？为什么最终选定五行模型？这固然有文化观念的因素，但也是古人在经过理性选择、实践验证之后的最优化选择。

这一模型符合系统科学模型化的原则。系统科学的方法需要把真实系统模型化，即把真实系统抽象为模型。五行—五脏系统即是把人体的真实系统抽象化了的虚拟的模型。模型化原则要求模型的形式和尺度符合人的需要和可能，适合人的选择。对于人体生命的复杂系统，则需要在系统分析的基础上，适当地采用模糊方法加以简化和理想化。五脏模型即是对人体功能简化和理想化的产物。

4. "气—阴阳—五行"模型是自相似性、自组织性模型

人体生命系统是一个系统，存在不确定、不可数、不可计算、不可预言的现象，中医学在研究和分析这些现象时，采用了十分巧妙的方法。可以说

中医学说与复杂性科学的开放性、自相似性、自组织性原理有一定对应相通之处。复杂性科学是研究复杂性—非线性问题、探求复杂系统的普遍规律的科学。复杂系统本身及其子系统与周围的环境有物质的交换、能量的交换和信息的交换。中医"气"模型就是一个人体内环境与外环境交换物质、能量、信息的模型。"阴阳—五行"模型从表面上看是封闭的，其实不然，因为阴阳五行实际上就是"阴阳二气"和"五行五气"，实际上包含了人体内外环境物质、能量、信息的交换。

"气—阴阳—五行"模型是一个简单的模型，中医以这个简单模型来模拟复杂的非线性现象。非线性研究、混沌研究的目的恰恰就是为了寻求复杂现象的简单根据，是使复杂的事物变得简单，使无序变为有序，这就需要建构简单模型。虽是简单模型却能包含着无穷的内在层次，层次之间存在着"自相似性"。"气—阴阳—五行"模型是中医认识人体生命活动的比较理想的简单模型，这个模型可分为很多内在层次，气—阴阳—五行是三个层次，三者各自又有不同层次，如五行—五脏模型中肝、心、脾、肺、肾是一个层次，胆、小肠、胃、大肠、膀胱是一个层次，目、舌、口、鼻、耳是一个层次……另外，每一脏又包藏五脏（五脏互藏），如肝中又有肝、心、脾、肺、肾……各层次之间存在自相似性或不尽相似性。

"气—阴阳—五行"模型是一种自组织的模型。所谓"自组织"，就是系统自行产生组织性的行为。自组织理论认为，一个远离平衡态的开放系统，当某个参量的变化达到一定的阈值时，通过涨落，有可能发生突变，即由原来的无序状态转变为一种在空间、时间或功能上的有序状态。这种非平衡系统由无序到有序的自我组织行为叫自组织现象，这种稳定有序状态的宏观结构叫耗散结构。要产生这种稳定的有序结构（耗散结构），需要一个远离平衡态的系统从外界吸收负熵流，还需要系统内部各个要素之间存在非线性的相互作用。中医"气—阴阳—五行"模型不是一个静止的模型，而是一个动力模型。就"阴阳"模型而言,"阴"可理解为自组织持向稳态的调节,"阳"可理解为自组织持向适应的调节。"阴阳"概括了以整体性稳态和主体性适应为目标的、稳态适应性自组织调节为动力的"目标动力系统"[4]。就"五行"模型而言,五行生克意味着五脏形成一个自我调节网络,五脏通过五行生克维持动态平衡,维持一种稳态,这个稳态就是人体自身追求的目标——健康[5]。笔者认为,"气—阴阳—五行"模型从表面上看是一个平衡稳态系统,而不具备远离平衡态的特点,其实不然,这一模型总体上呈现出由非平衡态调节为相对平衡态的特征。中医认为人的五脏之气,与天地之气相合、相应,天地之气有正有邪,人如果吸收天地之正气则五脏出现正常的生克制化,从而达到动态平衡;人如果吸收天地之邪气,而人体内的正气又不足以抵御邪气,则会出现乘侮的反常变化,从而导致生克制化的失衡,人就会得病。人体五脏是一个开放系统,天地之正气好比是负熵,天地之邪气好比是熵,人体不断地吸收正气负熵,才能使五脏生克产生自组织行为,使人体无序的病理状态向有序的健康状态转化,从而产生动态平衡的有序结构(耗散结构)。因而五行—五脏的生克制化实际是一种自组织行为。

二、"气—阴阳—五行"模型的不足

1. "气—阴阳—五行"模型不是定量模型

现代科学的"模型"是定量化的,包括了数学模型,能从一定的基本概念和数量关系出发进行推理和演算,对有关问题和现象做出定量的回答和解释。按照钱学森的观点,研究复杂性巨系统,要打破"还原论"的方法,建立"从定性到定量的综合集成方法"。"气—阴阳—五行"模型采用的虽然不是还原论的方法,而是定性方法,但毕竟不能定量,不能作为数量的依据,而只能提供定性的参考性推论。

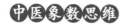

2. "气—阴阳—五行"模型各层次之间关系不足

按照复杂性科学原理，复杂系统包括的子系统可多达成千上万，种类繁多的子系统之间有交互作用。而"气—阴阳—五行"模型只有三个子系统。虽然"五行"子系统还可以分为五五二十五个子系统，但毕竟有限。就五行关系而言，中医学也只提出了相生、相克、相乘、相侮等有限的几种，实际上至少还有反生、反克、自生、自克、生变克、克变生、生中有克、克中有生等关系。历代医家已经意识到五行关系的不足，并在临床实践中提出了不少有创见的理论加以补充和修改。如君火相火论、乙癸同源论、五脏之脾胃论、金水相生论、脾胃心肾滋化论、肝脾相助论、五脏互藏论等。

3. "气—阴阳—五行"模型带有主观臆测的色彩

现代科学的模型是一种纯自然科学模型，不包含社会政治、哲学文化等非自然科学因素；中医学模型却带有浓厚的人文色彩，中医模型方法包含哲学的、主观的、体悟式的方法。笔者曾提出中医学是一种功能的、代数的、生成的"模型论"科学，西医学是一种实体的、几何的、结构的"原型论"科学[6]。中医学的"气""阴阳""五行"等概念不是纯粹的自然科学概念，还包含有特定的人文科学内涵，具有自然科学和人文科学双重属性。"气—阴阳—五行"模型一方面来源于古人对生命现象的观察实践，另一方面又受到中国传统思维模式的制约。中医有一个著名的命题——"医者，意也"，说明中医理论和实践带有主观臆测的特色。它来源于客观又高于客观，是对客观的整合与提高，含有较浓厚的人文色彩。当时人们不可能认识到几千年后才探明的生物学"物质结构"，因而不可能从细胞、分子、基因、蛋白层面建构中医学概念，而如今中医基础研究却要由此出发，揭示它们的生物学基础。几十年来，这种以寻找"物质基础"为目的，以客观化、规范化、定量化为要求，以实证、实验为手段的研究，虽然取得了不少成果，然而不得不承认，不少成果之间相互矛盾、相互排斥，有的以偏概全、挂一漏万。这种尴尬局面的形成，笔者认为其根本原因就在于没有认清中医学概念及其模型的实质。

"气—阴阳—五行"模型固然在解说生命、宇宙方面有合理的内涵，然而一切模型都含有非理性的因素。作为古代的一种思维模型，在认识宇宙生命时，往往有很多非理性的、机械地照搬和推想，从而与原型产生一定的距离。笔者认为"气—阴阳—五行"从本质上说，只是古人认识宇宙生命非线性现象的简单而有效的思维模型，但其中还有一些主观臆测的因素，还不够完善，需要在实践中做进一步的整合、提升。因为一切模型都来源于实践，随着实践的发展，模型也在流动、变化、更新之中。由于生命世界的高度复杂性，仅借助于一种或几种模型往往不能详尽地、精确地反映原型的结构、属性和行为。

参考文献

[1] 张其成. 生命的"二体三用"模型. 北京中医药大学学报，1997，20
(1)：24

[2] 张其成. 中医理论模型的特征、意义与不足. 医学与哲学，2000，21
(2)：45

[3] 张其成. 模型与原型：中西医的本质区别. 医学与哲学，1999，20
(12)：25

[4] 陆广莘. 中医学之道. 北京：人民卫生出版社，2001：375

[5] 杨学鹏. 阴阳五行. 北京：科学出版社，1998：372

[6] 张其成. 中医现代化悖论. 中国医药学报，1999，14（1）：4

论人体生命的 "象数" 模型[①]

在中华文化历史长河中，《周易》是那源头的一泓清泉，它以奔涌不息的生命之水，浇灌了灿烂的中华文明之花。

《周易》对中华文化最深刻、最重大的影响到底是什么？我认为就在于它给中国人提供了一套有别于西方文化的思维方式和价值观念。正是这种特有的思维方式和价值观念决定了中国文化的基本面貌，正是在它的支配下，中医产生了，中国传统的科学文化产生了。

共同的思维模式和价值体系，使医易相关研究成为可能与必需。思维方式问题不仅是医易汇通的交点，而且是中西医结合乃至中西文明大融合的焦点。医易采用整合动态、取类比象的思维方法和多级 "象数" 思维模型，它的重综合、重功能、重直觉的思维特征，与西医重分析、重结构、重实证的思维特征大异其趣。如何使中西医思维方式达到一种最佳配置与调节，从而实现中西医的真正结合，这理应是医易研究的一大根本任务。

以阴阳五行、河洛八卦为基础的 "象数" 模型，是医易模拟人体生命的理论模型。中医在 "天人合一" 观念指导下，将人看成一个 "小宇宙"，人体生命与宇宙自然不仅同构、同序，而且互通、互动，人与天一样受到阴阳、五行 "象数" 的支配。阴阳五行的象数模型，既是中医对生命机体的分类，又是中医生理、病理的基本模式。五脏六腑、十二经脉、五运六气正是这种模型的再现与运用。研究这个模型对中医理论本质的揭示，对中医形成发展

---

① 原载于《中国气功科学》2000 年第 5 期。

的再认识，无疑都是有意义的。因为它深层次解答了中医为什么没有一开始就走向机械、还原、分析之路的根本原因。

从实质上看，作为一种动态模型，"象数"模型是大体适合于人体生命根本规律的，换言之，生命的功能、生命的运动基本上符合"象数"模型。但也应看到，象数模型主要是对天道运动大规律的模拟，还不可能完全揭示人体生命的具体结构功能规律，如果认为只要研究"象数"模型，就可以替代研究人体结构功能模型，那必将导致医学、生命科学目标的异化。对此应有一个正确的认识。

与此紧密相连的问题是："象数"模型能否直接应用于临床实践？从历史上看，中医的运气学说、子午流注、灵龟八法等，实际上就是直接将"象数"模型应用于临床的产物。从实践效果看既有应验、可取之处，又有不符、不验之处。这就从另一角度说明"象数"模型并不能完全等同于人体生命模型。其实"象数"作为中国古人发明的天人规律模式，本身也是不断发展、修正的。医易研究应当继续这种修正和完善工作，并最终寻找一种真正符合人体生命规律的理论模型。当然这绝非朝夕之功。

如果说《周易》是中国传统生命哲学的代表，中医是中国传统生命科学的代表，那么医易研究也就是"传统生命学"研究。将这种研究纳入生命科学的轨道，那它的意义顿时就凸现出来了。

据悉，我国170名科学家受国家科学技术委员会的委托，对21世纪科学发展趋势做了研究，科学家们预测，生命科学因研究客体的极端重要和复杂，人类生存发展的需求又非常紧迫，当前物理学、化学和计算机科学又提供了强大的研究手段，完全有可能在不久的将来出现革命性的变化，以至可能发展成为科学革命的中心。前不久，71名中国科学院院士联名呼吁"务必十分重视生命科学"。我认为传统生命科学应该成为生命科学的有机组成部分，应该而且能够在下世纪与西方生命科学交相辉映。钱学森同志早就预言，中医、气功的研究将可能引发一场新的科技革命。